Kossendey-Koch

Naturheilpraxis: Wechseljahre

Ann-Katrin Kossendey-Koch

Naturheilpraxis: Wechseljahre

Die Kraft der Natur nutzen

Hormone in Balance: Hitzewallungen, Gelenkschmerzen & Stimmungsschwankungen lindern

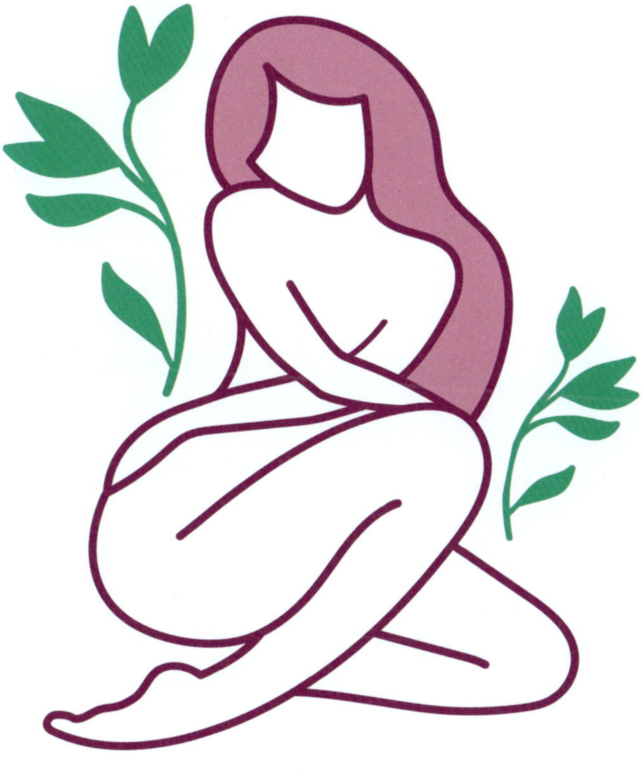

TRIAS

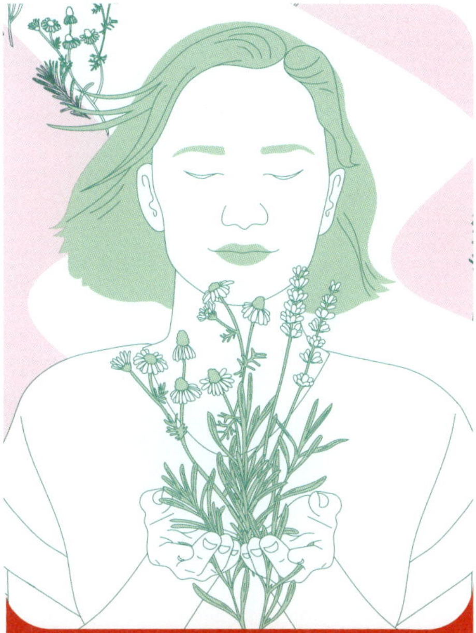

Exkurs

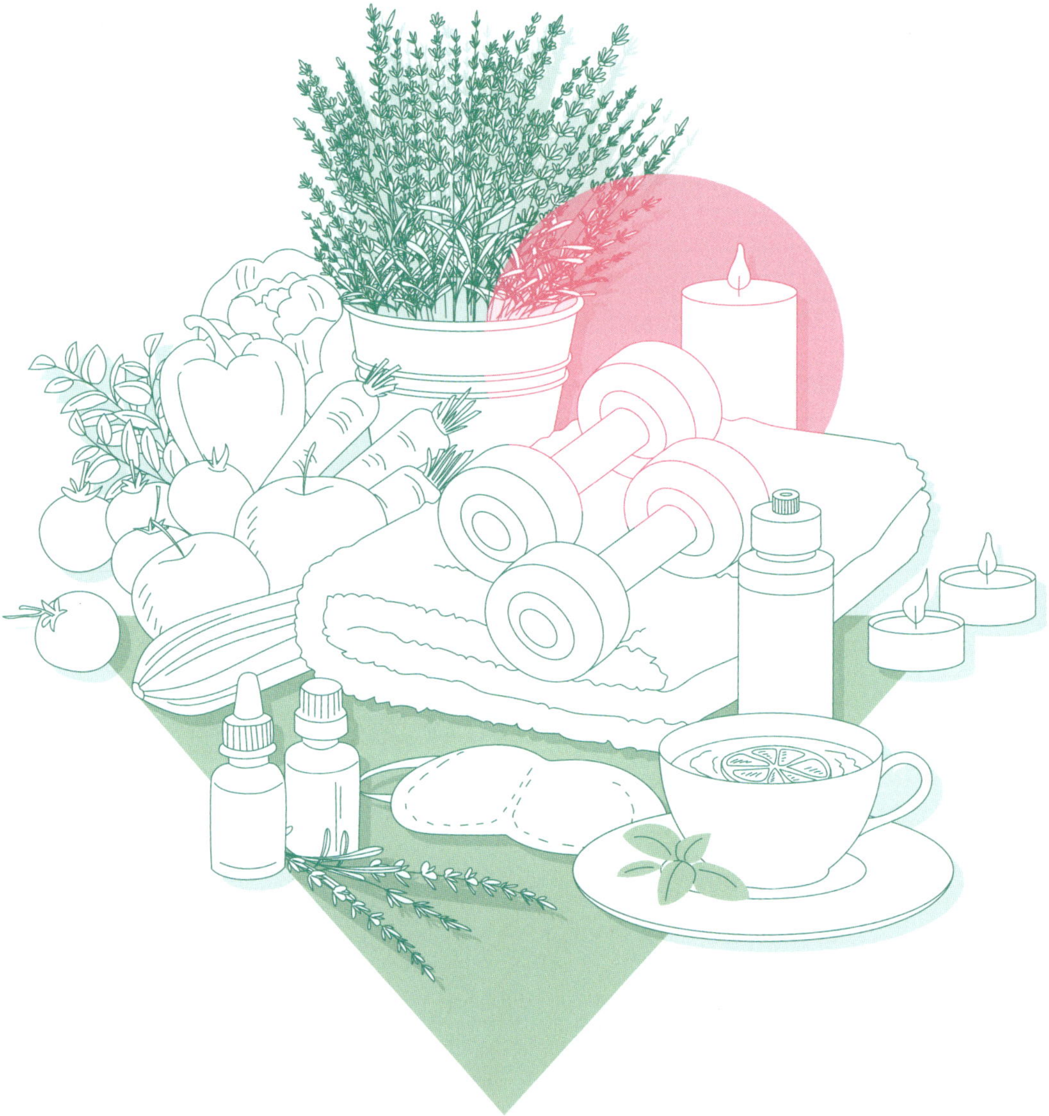

Willkommen in meinem Buch!

In den Wechseljahren mag das Leben zur Herausforderung werden. Vielleicht trauern Sie den unbeschwerten Jahren hinterher und fühlen sich, als hätte man Sie auf das Abstellgleis geschoben – oder Sie sagen sich »Das wollen wir doch mal sehen!«, übernehmen die volle Verantwortung für Ihre Gesundheit und setzen Ihre in der ersten Lebenshälfte gewonnene Weisheit für sich und andere ein. Sie haben die Wahl, den Weckruf der Wechseljahre ungehört verhallen zu lassen oder Ihre zweite Lebenshälfte würdevoll zu gestalten.

Alles, was Sie ab 40 Jahren in sich selbst und Ihre Gesundheit investieren, zahlt auf Ihr Lebensfreudekonto ein. Wir alle möchten möglichst alt, aber nicht krank und gebrechlich werden. Das Zauberwort lautet »Longevity«, das moderne Wort für Prävention oder gesundes Altern. Dieser Ratgeber hilft Ihnen bei akuten Beschwerden in den Wechseljahren, vieles eignet sich allerdings ebenso zum Hinauszögern altersbedingter Erkrankungen. Zu allen Säulen der Longevity (Ernährung, Bewegung, Schlaf und Psyche) finden Sie Anregungen und Inspiration.

Wussten Sie, dass auch Elefanten in eine Art Wechseljahre kommen? Sie nutzen die Erfahrung der älteren Kühe, indem sie sie zur Herdenführerin machen. In dieser Rolle bringen diese ihr Wissen über geeignete Futterplätze, Wasserstellen und Gefahren ein und verbessern die Überlebenschancen der Herde.

Lassen Sie sich also bitte nicht einreden, Sie gehören ab jetzt zum alten Eisen. Machen Sie sich stattdessen Ihren Erfahrungsschatz bewusst und schreiten Sie ab jetzt würdevoll durch die Wechseljahre

Ann-Katrin Kossendey-Koch

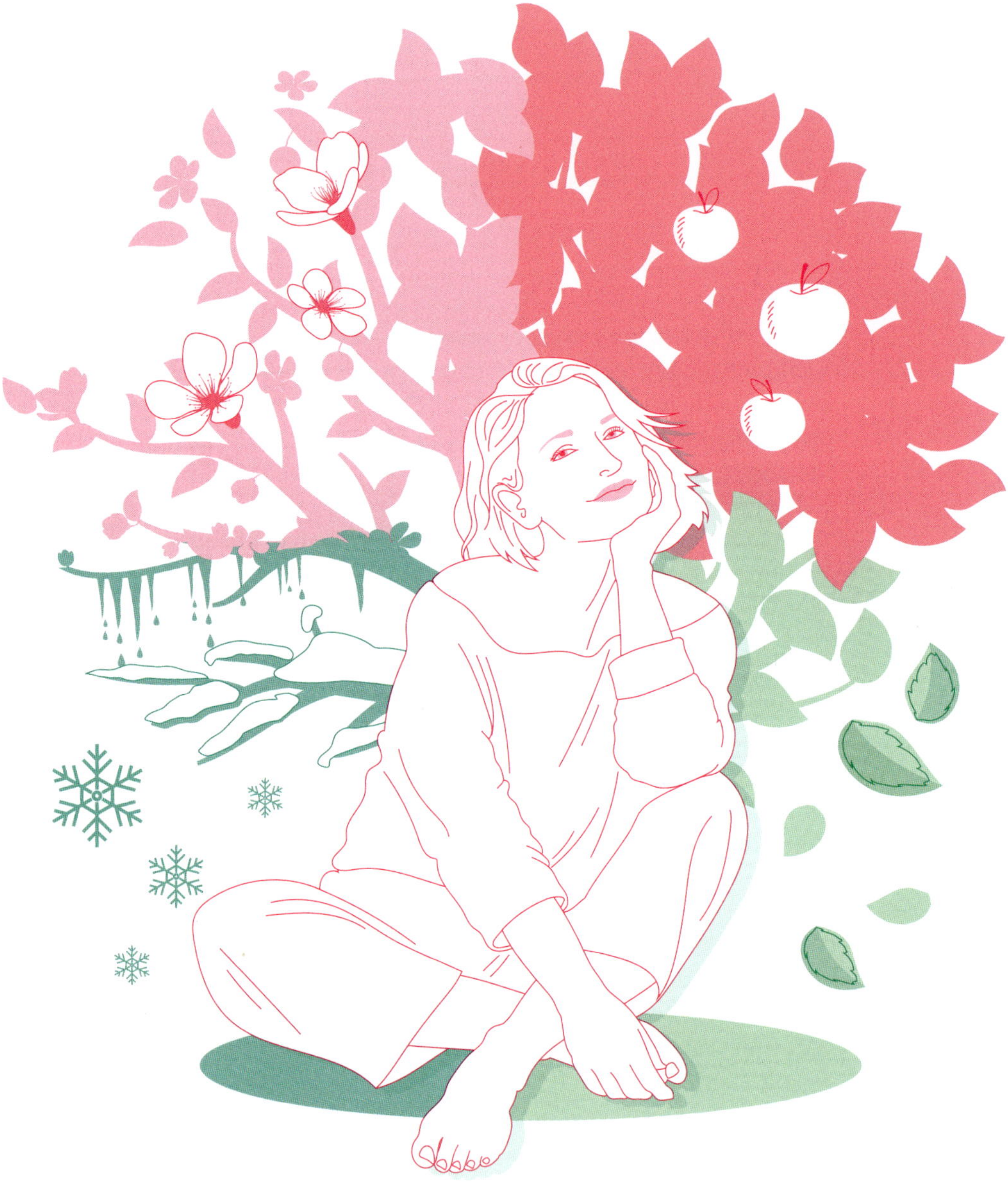

Die Wechseljahre

Hormonsystem und weiblicher Zyklus sind fein justierte Regelkreisläufe mit vielfältigen Wirkungen – gut zu wissen, wie der eigene Körper tickt!

Unsere Hormone

Die Wechseljahre sind durch starke Veränderungen unserer Hormonspiegel gekennzeichnet. Was bedeuten unsere Hormone überhaupt für uns?

In den Wechseljahren, mit Anfang 50, sinken bei uns Frauen der Progesteron- und der Östrogenspiegel, wir haben unsere letzte Regelblutung, fertig. Wenn es nur so einfach wäre.

Wir sind bereits vor der Pubertät in unserem Leben einem ständigen Auf und Ab unserer weiblichen Hormone ausgesetzt, was je nach Lebensphase unseren Alltag stark dominieren kann. Ein Ungleichgewicht der körpereigenen Hormone beginnt also nicht erst kurz vor der Menopause, der letzten Blutung, sondern begleitet uns oftmals Zeit unseres Lebens.

Im Gespräch mit einer versierten Gynäkologin erfuhr ich, dass Frauen eigentlich weder ihren Eisprung noch ihre Menstruation spüren dürften, wenn ihre Hormone im Gleichgewicht sind. Ich kenne kaum eine Frau, die keinerlei Beschwerden rund um ihre Periode hat. Oftmals wird ein längst bestehendes Ungleichgewicht der Sexualhormone in den Wechseljahren so verstärkt, dass die Symptome nicht mehr auszuhalten sind. Das Grundproblem sind dann aber nicht die Wechseljahre, sondern das schon jahrelang bestehende Hormonchaos.

Das Gleichgewicht der Hormone

Um uns und unseren Körper zu verstehen, brauchen wir jetzt etwas Wissenschaft. Wir dürfen die Sexualhormone nicht isoliert betrachten, da es beim Auf-

und Abbau im Körper immer wieder zu Umwandlungen innerhalb der einzelnen Steroidhormone kommt – es kann sich zum Beispiel ein Progesteron in Cortisol, Testosteron oder Östrogen umbauen – und so die Hormonspiegel voneinander abhängen.

Alle Steroide, also die Sexual- und Stresshormone, haben ihren Ursprung im Cholesterin. Aus diesem wird in den Mitochondrien, den Kraftwerken der Zellen, über zwei Zwischenstufen Pregnenolon, die »Mutter« der Steroidhormone gebildet.

Schon hier wird deutlich, dass ein gesundes Hormonsystem gut funktionierende Mitochondrien braucht, und unsere Lebensweise und unser Stresslevel in den Wechseljahren daher einen erheblichen Einfluss auf unseren Hormonspiegel haben. Wird schon zu wenig Pregnenolon gebildet, kommt es in der weiteren Hormonkaskade zu einem Mangel.

So geht es weiter: Aus Pregnenolon werden einerseits Progesteron und andererseits Glucocorticoide wie 17-OH-Pregnenolon gebildet. Aus den Glucocorticoiden entsteht das Androgen DHEA; aus Progesteron über die Zwischenstufe Corticosteron entweder das Mineralocorticoid

Umwandlung/Synthese der weiblichen Hormone

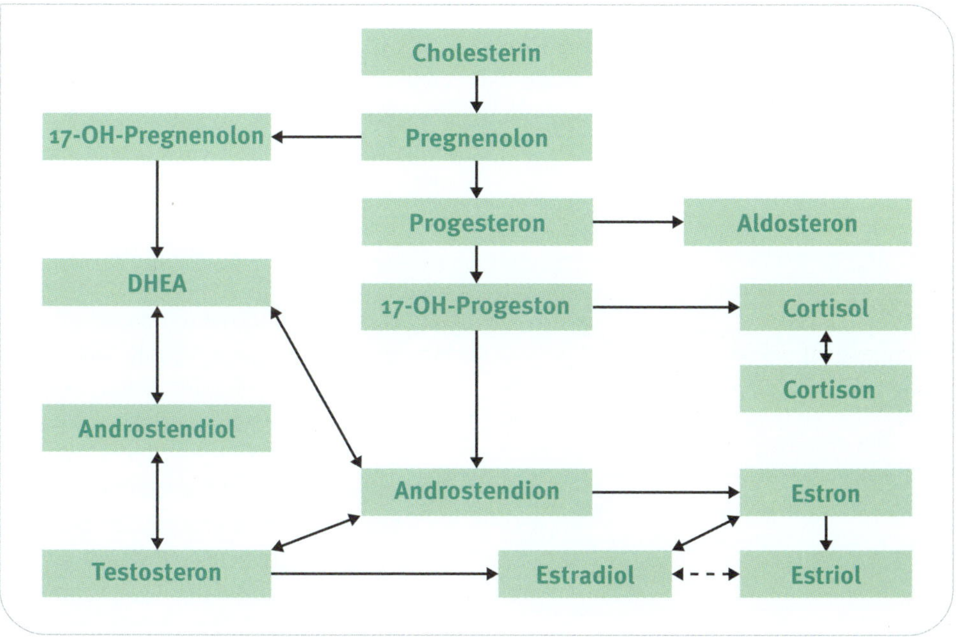

Aldosteron oder über 17-OH-Progesteron die Glucocorticoide Cortisol und Cortison. 17-OH-Progesteron wird zusätzlich noch im ersten Schritt zum Androstendion, das dann zum Androgen Testosteron umgewandelt wird. Testosteron steht im Gleichgewicht mit den Östrogenen.

Daraus lassen sich zwei entscheidende Punkte ableiten: Progesteron steht relativ am Anfang der Hormonsynthese. Jede Zelle kann entscheiden, was aus dem Progesteron werden soll – ein Mineralocorticoid, ein Glucocorticoid, Androgen oder Östrogen. Das erklärt auch, warum sich ein Progesteronmangel in unserem Körper so vielfältig ausprägen kann und warum dieses Hormon so ein breites Wirkspektrum hat. Im Gegensatz dazu befindet sich Östrogen am Ende der Umwandlungskette, der Metabolisierung. Es gibt kein Zurück, Östrogen kann wirken oder abgebaut werden.

Aufgepasst!

Solange Sie Ihre Blutung haben, egal ob unregelmäßig oder nicht, können Sie in den Wechseljahren schwanger werden. Die Perimenopause, in der die Menstruation stärker oder seltener wird, gehört immer noch zur fruchtbaren Phase. Deshalb ist auch in der Lebensmitte Verhütung noch ein Thema.

Diese Synthesewege der Hormone werden von zwei Drüsen im Gehirn, Hypothalamus und Hypophyse, gesteuert. Es gibt jeweils ein klares Stopp- und ein klares Go-Signal, sodass der Körper fähig ist, die Hormonbalance sehr fein zu justieren. Syntheseorte sind in diesem System sowohl bei Frauen als auch bei Männern die Nebennieren (Cortisol, Testosteron, Östradiol, Progesteron, Pregnenolon und DHEA). Wir Frauen bilden zusätzlich in den Eierstöcken (Testosteron, Östradiol und DHEA), der Plazenta und dem Gelbkörper (Progesteron) Hormone. Östradiol wird auch im Fettgewebe und im Gehirn gebildet, während Pregnenolon auch noch im Gehirn, der Leber und der Haut synthetisiert wird.

Der weibliche Zyklus

Viele von uns sind aufgewachsen mit der Idee, dass unser Zyklus etwas ist, das wir möglichst ignorieren, aushalten oder überspielen. Eine monatliche Laune der Natur, die stört und möglichst schnell vorbeigehen soll. Doch was wäre, wenn Sie Ihren Zyklus als das betrachten würden, was er wirklich ist: ein kraftvoller innerer Rhythmus, der Sie durchs Leben trägt und Ihnen Monat für Monat zeigt, wie genial Ihr Körper arbeitet?

Der weibliche Zyklus ist die Zeitspanne vom ersten Tag der Menstruation bis zum letzten Tag vor der nächsten Blutung. Er dauert im Durchschnitt 28 Tage, kann aber zwischen 21 und 35 Tagen variieren – und das ist völlig normal. Wichtig ist, dass Sie Ihren eigenen Rhythmus kennen.

Der Zyklus wird von fein aufeinander abgestimmten Hormonen gesteuert, die wie ein eingespieltes Orchester miteinander arbeiten. Die wichtigsten »Dirigentinnen« sind:

- Östrogen
- Progesteron
- LH (Luteinisierendes Hormon)
- FSH (Follikelstimulierendes Hormon)

Diese Hormone sorgen dafür, dass sich Ihr Körper Monat für Monat auf eine mögliche Schwangerschaft vorbereitet – ob Sie das nun planen oder nicht.

Die 4 Phasen des Zyklus

Stellen Sie sich Ihren Zyklus wie die Jahreszeiten vor, die sich in Ihnen abspielen. Jede Phase hat ihre eigene Energie, Stimmung und Bedeutung:

1. Menstruationsphase (Tag 1–5) – der Winter: Der Körper stößt die Gebärmutterschleimhaut ab, die sich in der vorherigen Zyklushälfte aufgebaut hat. Das ist die Phase der Menstruation. Die Hormonspiegel sind am niedrigsten, viele Frauen fühlen sich erschöpft, introvertiert und brauchen Ruhe. Der Körper sagt: Lass los, kehr ein, gönn dir Rückzug.

Die Phasen des weiblichen Zyklus

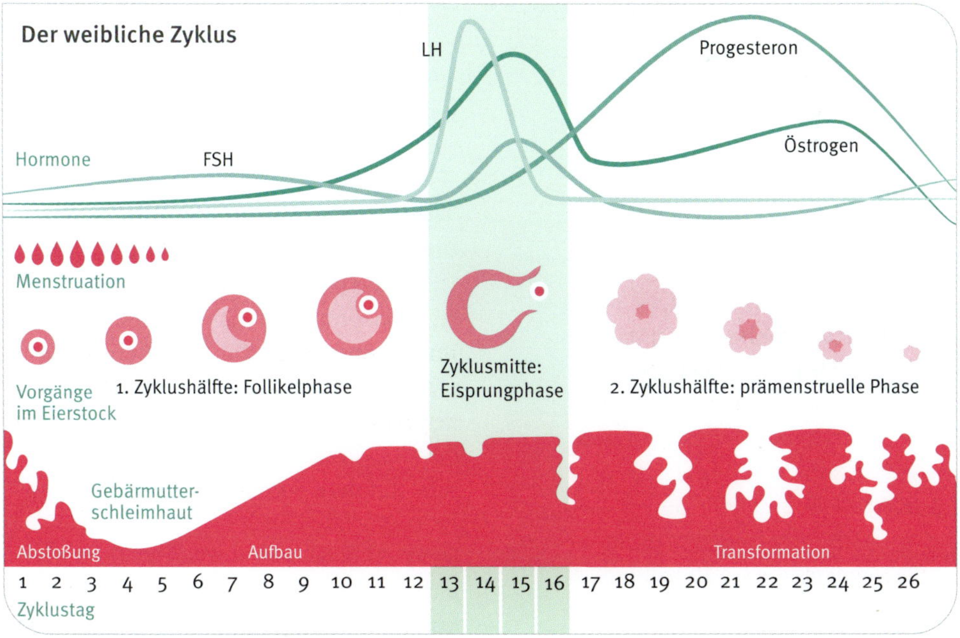

2. Follikelphase (Tag 1–13) – der Frühling: Parallel zur Menstruation beginnt bereits eine neue Runde: Das Follikelstimulierende Hormon (FSH) regt die Eierstöcke an, neue Eibläschen (Follikel) zu produzieren. Eines davon wird zum »Star« und bereitet sich auf den Eisprung vor. Das Östrogen steigt an und sorgt dafür, dass Sie sich vitaler, klarer und oft auch attraktiver fühlen. Die Haut strahlt, die Stimmung hebt sich – willkommen im inneren Frühling! Der Körper sagt: Wach auf, schöpfe neue Kraft.

3. Ovulationsphase (Tag 12–16) – der Sommer: Jetzt erreicht das Östrogen seinen Höhepunkt. Das Luteinisierende Hormon (LH) löst den Eisprung aus: Ein reifes Ei verlässt den Eierstock und begibt sich auf den Weg durch den Eileiter in Richtung Gebärmutter. Viele Frauen spüren um den Eisprung herum ein gesteigertes Lustempfinden, eine positive, kontaktfreudige Stimmung und ein starkes Energiehoch. Der Körper sagt: Zeig dich, blüh auf, lebe deine Sinnlichkeit.

Führen Sie ein Zyklustagebuch!

Notieren Sie sich jeden Tag, wie Sie sich körperlich und emotional fühlen. Sie werden Muster erkennen und mit der Zeit ihre inneren Jahreszeiten intuitiv spüren. Auch für Gespräche mit Frauenärztin oder -arzt kann ein Zyklustagebuch sehr hilfreich sein, da die Frage nach der letzten Regelblutung fast immer standardmäßig gestellt wird. Es gibt sehr gute Apps, die man auf dem Mobiltelefon nutzen kann, um so die entscheidenden Daten jederzeit griffbereit zu haben.

4. Lutealphase (Tag 15–28) – der Herbst: Nach dem Eisprung übernimmt das Progesteron das Zepter. Es bereitet die Gebärmutter auf eine mögliche Einnistung vor. Wird das Ei nicht befruchtet, sinken Progesteron und Östrogen langsam ab. In dieser Phase können Stimmungsschwankungen, Heißhunger oder ein Ziehen im Unterbauch auftreten – das berühmte Prämenstruelle Syndrom (PMS). Der Körper will sich langsam wieder zurückziehen und Kräfte sammeln. Der Körper sagt: Komm zur Ruhe, richte den Blick nach innen.

Warum es so wertvoll ist, den eigenen Zyklus zu kennen

Wenn Sie Ihren Zyklus kennen und verstehen, können Sie sich viel besser auf Ihre eigenen Bedürfnisse einstellen. Sie erkennen, warum Sie an manchen Tagen Bäume ausreißen können und an anderen am liebsten mit Tee und Wärmflasche auf dem Sofa verschwinden.

Der Zyklus ist kein Störfaktor. Er ist ein natürlicher Rhythmus, der Sie durchs Leben führt. Und je mehr Sie ihn annehmen, desto leichter wird es, mit hormonellen Veränderungen, auch in den Wechseljahren, umzugehen.

Die Phasen der Wechseljahre

Die Wechseljahre treffen fast jede Frau unvermittelt – obwohl wir alle wissen, dass es irgendwann soweit ist. Ich bin spät Mutter geworden. Mit 35 bekam ich Zwillinge, dann mit 41 und mit 44 Jahren nochmal jeweils ein Mädchen. Als bei mir mit 45 Jahren die Blutungen unregelmäßiger und heftiger wurden, schob ich das auf die letzte Geburt. Die Gelenkschmerzen waren demnach das Ergebnis meiner Joggingrunden und die Gedächtnislücken natürlich der Stress – dachte ich zumindest. Bis ich die erste Hitzewallung bekam, die es auch direkt in sich hatte. Mit Kreislaufproblemen, Übelkeit und allem, was dazugehört. Obwohl ich Apothekerin und vom Fach bin, habe ich bei mir selbst nicht bemerkt, dass ich mittendrin bin in den Wechseljahren. Rückblickend konnte ich viele Beschwerden richtig einordnen, aber bevor sich die klassischen Leitsymptome wie Hitzewallungen, Schlafstörungen oder Stimmungsschwankungen zeigen, ist das leider schwierig.

Die Prämenopause

Bereits ungefähr 10 Jahre bevor die Menopause da ist, verändert sich der weibliche Zyklus. Oftmals merken wir das erstmal wie gesagt nicht, da es zu keinen oder eher subtilen Beschwerden wie Müdigkeit, Gehirnnebel, Gelenkschmerzen oder Frozen Shoulder und Veränderung der Ess- und Trinkgewohnheiten aufgrund von Unverträglichkeiten kommt. Das ist die Prämenopause, die man als Alterungsprozess der Eierstöcke beschreiben kann. Die Qualität der Eizellen nimmt im Laufe der Jahre ab. Frauen jenseits der 30 haben oftmals nur noch ein Zehntel der Eizellenreserve. Diese qualitativ minderwertigen Follikel reifen nicht immer ordnungsgemäß, sodass die Ovulation ausbleibt. Damit gibt es auch keinen Gelbkörper, der Progesteron produziert. Wir bekommen trotzdem rhythmisch unsere Blutung, merken also erstmal nicht, dass uns weniger Progesteron zur Verfügung steht. Die Symptome erscheinen noch diffus, es sind Stimmungsschwankungen, Gereiztheit oder eine Verstärkung des prämenstruellen Syndroms. In dieser Phase kann sich eine Östrogendominanz entwickeln, weil das Östradiol weitergebildet und nur das Progesteron schleichend weniger wird.

Die Perimenopause

An die Prämenopause schließt sich fließend die Perimenopause an, die ein fortschreitendes Altern der Eierstöcke beschreibt. Die Menstruation kommt nun nicht mehr regelmäßig, immer öfter wird die Periode übersprungen. Die Gebärmutterschleimhaut baut sich daher weiter auf und es kommt zu deutlich stärkeren Blutungen, was eine große Belastung für uns bedeutet und unseren Alltag sehr einschränken kann. Viele Frauen berichten, dass sie sturzhafte Blutungen haben, die sie dazu zwingen, zu Hause zu bleiben oder sich mehrmals am Tag umzuziehen.

Das Ende der Fruchtbarkeit rückt näher, oftmals zeigen sich jetzt die ersten Hitzewallungen, depressive Verstimmungen oder Herzrhythmusstörungen. Hört die Menstruation ganz auf, weil keine Follikel mehr reifen, reduziert sich die Östradiolbildung deutlich, was zu einem erheblichen Mangel führt. Schlaf wird nun für viele von uns zum Problem, die Scheidenschleimhaut wird trocken und rissig und Unruhe, Stimmungsschwankungen und Gereiztheit bleiben. Es kann zu einer Reizblase kommen.

Menopause

Der Zeitpunkt der Menopause ist nur rückwirkend feststellbar, weil es sich um die letzte natürliche Blutung handelt, auf die mindestens zwölf periodenfreie Monate folgen. Sie markiert das Ende der Fruchtbarkeit.

Die Postmenopause

Bleibt die Menstruation ein Jahr lang aus, befinden wir uns in der Postmenopause. Alle weiblichen Hormone sind nun auf einem Tiefstand, da die Eierstöcke mit der Zeit verkümmern, um dann völlig zu verschwinden. Die mögliche Verbesserung der Symptome sind einem Anpassungsphänomen des Körpers geschuldet, da sich auch die Hormonrezeptoren zurückbilden.

Ist die Postmenopause vorbei, spricht man vom Senilium. Das klingt, wie alle Symptome der Wechseljahre, erschreckender als es sein muss. In den weiblichen Archetypen gibt es die »alte weise Frau«, die sehr viel Respekt aufgrund ihres immensen Erfahrungsschatzes erfährt. Die Archetypen prägen, wie Menschen Weiblichkeit psychisch erleben und ausdrücken. Es sind Persönlichkeitstypen, innere Rollen oder Urbilder, die Frauen in sich tragen und die ihr Verhalten, ihre Stärken, Bedürfnisse und Lebensweisen prägen. Jeder Archetyp verkörpert bestimmte Qualitäten, Energien und Muster. Es ist wie immer die eigene Perspektive, die entscheidet, ob etwas positiv oder negativ ist. Und Sie selbst entscheiden mit Ihrer Lebensweise, wie Sie die Wechseljahre erleben und ob Sie gesund altern.

Hormone in Balance

Unser Leben wird von hormonellen Phasen bestimmt. Sie lassen sich kraftvoll nutzen, wenn wir sie nicht als Laune der Natur sehen, sondern als dynamischen Rhythmus leben.

Gemeinhin werden die Beschwerden in und nach den Wechseljahren von uns als normaler Alterungsprozess akzeptiert, wobei die Hormone einen immensen Einfluss auf unsere Gesundheit haben. Frauen sprechen in der Postmenopause, wenn die Symptome weniger werden, oft davon, dass sie »jetzt durch seien«. Das ist eine fatale Fehleinschätzung, da durch die auf ein Minimum gesunkenen Hormonspiegel viele Beschwerden und Krankheiten wie Herz-Kreislauf-Erkrankungen, Diabetes oder Osteoporose erst beginnen, aber als normal in »dem Alter« gelten. Zusätzlich werden unsere Probleme durch den sinkenden Hormonspiegel oft nicht ernst genug genommen.

Ein Beispiel ist die Scheidentrockenheit, die als Symptom der Perimenopause bei weitem nicht das beschreibt, was wirklich passiert. Die Schleimhaut der Vagina wird unter dem Östradiolmangel dünner und rissiger, was für uns weitreichende Folgen haben kann. Nicht nur, dass sexueller Verkehr unangenehm und schmerzhaft sein kann, es kann sogar dazu kommen, dass sich der Eingang der Scheide so verkleinert, dass Intimität mit dem Partner unmöglich wird. Dies ist ein akzeptabler Einschnitt in unser persönliches Leben mit Mitte 50, wenn wir laut Lebenserwartung noch 30 Jahre vor uns haben. Die Probleme in Peri- und Postmenopause als normale Alterungsprozesse zu verharmlosen, ist in meinen Augen inakzeptabel und kann zu Fehldiagnosen führen. Bei unklaren Symptomen oder chronischen Beschwerden sollte immer der hormonelle Status analysiert werden.

Wirkungen eines Progesteronmangels

Die Hauptquelle für die Produktion von Progesteron im gebärfähigen Alter sind die Eierstöcke. Nach dem Eisprung bildet sich aus der Hülle des gesprungenen Follikels der Gelbkörper, der große Mengen Progesteron produziert. Aber auch die Nebennierenrinde bildet Progesteron als Zwischenprodukt während der Herstellung von Cortisol und Aldosteron. Im Gehirn werden ebenfalls kleine Mengen Progesteron gebildet, die auch dort als Neurosteroid wirken.

Progesteron hat vielfältige Wirkungen auf unsere Stoffwechselsysteme. Ein Mangel kann bei uns zu weit mehr Symptomen führen, als nur nicht mehr fruchtbar zu sein:

Das bewirkt ein Progesteronmangel:

- Unregelmäßiger oder verlängerter Menstruationszyklus, da Progesteron die zweite Hälfte des Menstruationszyklus, die Lutealphase, reguliert.
- Amenorrhoe (Ausbleiben der Menstruation), insbesondere wenn es zu einem Fehlen des Eisprungs kommt.
- Verstärkte Menstruationsbeschwerden (Dysmenorrhoe), da Progesteron hilft, die Gebärmutterschleimhaut auf die Menstruation vorzubereiten und den Menstruationsfluss zu regulieren.
- Verringerte Chancen auf eine erfolgreiche Schwangerschaft, da Progesteron eine entscheidende Rolle bei der Vorbereitung der Gebärmutterschleimhaut für die Einnistung eines befruchteten Eies spielt.
- Verstärkte PMS-Symptome wie Stimmungsschwankungen, Reizbarkeit und Brustspannen durch ein Ungleichgewicht zwischen Östradiol und Progesteron.
- Wassereinlagerungen und Gewichtszunahme, da Progesteron als natürliches Diuretikum wirkt und dazu beitragen kann, überschüssige Flüssigkeiten aus dem Körper zu entfernen.
- Schlafstörungen, Schlaflosigkeit oder unruhiger Schlaf, da Progesteron eine beruhigende Wirkung hat und den Schlaf fördert.
- Verminderte sexuelle Lust, da Progesteron zur Regulierung der Sexualhormone beiträgt.

Wirkungen eines Östrogenmangels

In der Prämenopause sind die Eierstöcke, die Ovarien, der Ort, an denen das meiste Östrogen gebildet wird. Das ändert sich postmenopausal. Jetzt wird das Fettgewebe relevant. Hier findet die Umwandlung von Androgenen wie Androstendion und Testosteron in Östrogene statt, die in der Nebennierenrinde produziert werden. Es ist zwar noch Östradiol vorhanden, aber deutlich weniger. Geringe Mengen Östradiol entstehen auch lokal in der Leber, dem Gehirn, den Knochen, der Haut und dem Muskelgewebe.

Der Sammelbegriff »Östrogene«

Da Östradiol das stärkste und wichtigste Östrogen ist, wird häufig nur dieses erwähnt. Trotzdem ist es wichtig, die Begrifflichkeiten einmal genau zu erklären. Östrogen ist keine einzelne Substanz, sondern ein Sammelbegriff für die gesamte Gruppe der »weiblichen« Sexualhormone. Dazu gehören Östradiol (E2), Östron (E1) und Östriol (E3) sowie noch einige andere. Sie haben ähnliche Wirkungen.

Östradiol (E2)

Östradiol ist unser wirksamstes und wichtigstes Östrogen, wenn wir im gebärfähigen Alter sind. Hauptquelle sind die Eierstöcke. Östradiol hat die stärkste Bindung an Östrogenrezeptoren und damit die größte biologische Aktivität. Es ist zentral verantwortlich für Menstruationszyklus, Fruchtbarkeit, Knochenstärke, Hautelastizität, Stimmung und Libido. Östradiol wird oft gemessen, wenn man den Hormonstatus bestimmt.

Östron (E1)

Östron ist schwächer wirksam als Östradiol und stärker als Östriol. Prämenopausal wird es vor allem in den Ovarien, den Eierstöcken gebildet. Postmenopausal dagegen hauptsächlich durch Umbau von Androstendion (einem Nebennieren-Androgen) im Fettgewebe. Östron dient oft als Speicherform für Östrogene und kann bei Bedarf wieder in Östradiol umgewandelt werden. Nach den Wechseljahren ist Östron das dominierende Östrogen im Körper, weil die Eierstöcke ihre Östradiol-Produktion einstellen.

Östriol (E3)

Östriol ist ein schwächeres Östrogen. Es entsteht vor allem in der Schwangerschaft in großen Mengen in der Plazenta. Außerhalb der Schwangerschaft ist es nur in geringen Mengen vorhanden und hat im Vergleich zu Östradiol eine viel schwächere Wirkung auf die Rezeptoren. Östriol wird in der lokalen Hormontherapie (Cremes, Zäpfchen gegen vaginale Trockenheit) eingesetzt, da es eher lokal wirkt und weniger systemische Effekte hat.

Östradiol ist das Hormon der Schönheit, der Weiblichkeit. Das wird diesem Allrounder aber bei weitem nicht gerecht. Es hat umfangreiche Schutzwirkungen, die präventiv für ein gesundes Altern wichtig sind:

Das bewirkt ein Östrogenmangel:

- Erhöhtes Risiko für Osteoporose, da Östrogen die Knochengesundheit aufrechterhält, indem es den Knochenabbau verlangsamt.
- Erhöhtes Risiko für Herz-Kreislauf-Erkrankungen und Gefahr erhöhter Plaque-Bildung in den Gefäßen, da Östrogen schützend auf das kardiale System wirkt und einen gesunden Cholesterinspiegel aufrecht hält (Schutz vor Oxidation von LDL, Erhöhung des Anteils an LDL).
- Trockenheit und nachlassende Elastizität der Haut, da ein ausreichend hoher Östrogenspiegel dazu beitragen kann, die Haut vor Alterungsprozessen zu schützen und die Bildung von Falten zu vermindern.
- Trockenheit und mangelnde Durchblutung des Urogenitalsystems, einschließlich der Vaginalschleimhaut, da ein ausreichender Östrogenspiegel die Symptome von Trockenheit und Atrophie lindern kann, die häufig während und nach der Menopause auftreten. Östrogen hilft bei bestimmten Formen der Inkontinenz (OAB, Over Active Bladder).
- Erhöhtes Risiko für Darmkrebs (Kolonkarzinom).
- Erhöhtes Diabetesrisiko, da Östrogen die Insulinsensitivität verbessert.
- Erhöhtes Risiko für kognitive Beeinträchtigungen, Demenz und Alzheimer-Krankheit, da Östrogen laut einigen Studien einen positiven Einfluss auf die kognitive Funktion haben kann.

Es scheint mir angesichts dieser weitreichenden Wirkungen von Progesteron und Östradiol falsch, von uns Frauen ein Durchhalten in den Wechseljahren zu fordern. Der Hormonabfall in der Perimenopause führt unweigerlich zu einem eklatanten Hormonmangel in der Postmenopause, was aus präventiver Sicht inakzeptabel ist und nicht als normale Alterserscheinung abgetan werden darf. Bei Symptomen unklarer Herkunft oder chronischen Beschwerden ohne organische Ursache sollte immer der Hormonspiegel bestimmt werden, um eine Beteiligung des hormonellen Systems auszuschließen.

Schaut man sich die Leitsymptome, aber auch die eher ungewöhnlichen Beschwerden in den Wechseljahren an, erkennt man sofort, warum immer mehr Frauen beruflich ausfallen oder deutlich mehr Krankheitstage in der Lebensmitte haben. Und dabei erhebt die Liste noch nicht einmal den Anspruch auf Vollständigkeit.

Leitsymptome der Wechseljahre

Diese Symptome treten bei sehr vielen Frauen in unterschiedlicher Intensität auf:

- Hitzewallungen
- Schweißausbrüche (auch nachts)
- Schlafstörungen
- Herzrasen/Herzstolpern
- Stimmungsschwankungen
- Reizbarkeit
- depressive Verstimmungen
- Angstgefühle
- verminderte Belastbarkeit
- Konzentrationsstörungen
- Vergesslichkeit
- Müdigkeit/Erschöpfung
- Libidoverlust
- Trockenheit der Scheide
- Schmerzen beim Geschlechtsverkehr
- Gewichtszunahme (insbesondere Bauchfett)
- veränderte Menstruation (unregelmäßig, stärker, schwächer, Ausbleiben)
- Harninkontinenz/häufiges Wasserlassen
- Blasenentzündungen
- Hauttrockenheit
- Haarausfall
- Brustspannen
- Gelenk- und Muskelschmerzen
- Kopfschmerzen/Migräne
- vermehrte Müdigkeit tagsüber
- erschwerte Temperaturregulation

Diese Symptome sind weniger bekannt oder werden häufig anderen Ursachen zugeschrieben:

- brennende Zunge (Burning-Mouth-Syndrom)
- Kribbeln/Taubheitsgefühle in Händen und Füßen
- Ohrgeräusche/Tinnitus
- Schwindelattacken
- Sehstörungen
- Geruchs- und Geschmackssinn-Veränderungen
- plötzliche Angst- oder Panikattacken
- vermehrte Allergien oder Histaminintoleranz
- Verdauungsprobleme (Blähungen, Verstopfung, Durchfall, Reizdarm)
- empfindliche oder juckende Haut
- Zahnfleischprobleme/Parodontitis
- Karpaltunnelsyndrom
- vermehrtes Herzklopfen ohne Belastung
- Stiche oder Ziehen in der Brust
- Rückenschmerzen
- verstärkte PMS-artige Symptome trotz ausbleibender Menstruation
- tränende, trockene oder gereizte Augen
- trockene Ohren (auch der Gehörgang)
- veränderte Körpergerüche
- vermehrter Haarausfall an Augenbrauen, Wimpern und Schambehaarung
- verstärkte Neigung zu Blasenentzündungen
- Restless-Legs-Syndrom (unruhige Beine)
- plötzlich auftretende Allergien oder Unverträglichkeiten
- Zunahme von Hautproblemen (Akne, Ekzeme)

- vermehrte Müdigkeit nach dem Essen
- Hitzewallungen ausschließlich nachts
- Kloßgefühl im Hals
- plötzliche Weinkrämpfe ohne erkennbaren Grund
- veränderte Libido (teilweise starke Zunahme)

Selbstbestimmt durch die Wechseljahre

Die Wechseljahre sind ein Wendepunkt in unserem Leben. Durch die umfangreichen, zum Teil heftigen Beschwerden wird ein Funktionieren wie in der ersten Lebenshälfte so gut wie unmöglich. Fiel es uns mit Anfang Zwanzig noch leicht, Kompromisse zu machen und uns mehr um das Wohl aller anderen zu kümmern als um uns selbst, wird es in den Wechseljahren unmöglich, die eigenen Bedürfnisse noch länger zu ignorieren. Da sich die Lebensumstände häufig ebenfalls ändern – die Kinder ziehen aus, die Eltern werden pflegebedürftig, die Jobanforderungen sind anspruchsvoller –, braucht es die bewusste Entscheidung, das Leben nun neu zu justieren.

Sie können die gesundheitlichen Beschwerden und Herausforderungen symptomatisch lindern und genau so weitermachen wie in der ersten Lebenshälfte – also funktionieren und es möglichst allen recht machen. Aus meiner Zeit in einer Apotheke weiß ich nur zu gut, wie vielen Frauen in der Lebensmitte Antidepressiva verordnet werden, weil sie mit ihrem Alltag aufgrund der veränderten körperlichen und mentalen Situation nicht mehr zurechtkommen. Hier liegt als wahre Ursache allerdings oftmals der abfallende Hormonspiegel zugrunde, sodass erst nach einer Behandlung des Hormonchaos eine abschließende Beurteilung des mentalen Zustands möglich wird. Wird der Weckruf der Wechseljahre nicht gehört, schreitet der gesundheitliche Alterungsprozess schneller voran, als es Ihnen recht sein kann.

Wenn das Östrogen nachlässt

Haben wir Frauen weniger Östrogen zur Verfügung, das uns nicht mehr kuschelig und anhänglich, evolutionsbiologisch also paarungsbereit macht, werden wir zu der Frau, die wir ohne die hormonelle Beeinflussung sind. Da sich das Verhältnis von Testosteron zu Östrogen in den Wechseljahren immer mehr zugunsten des Testosterons verschiebt, fällt es uns Frauen leichter, für uns selbst einzustehen und mutig für uns voranzugehen. Werden Sie ruhig unbequem und aufmüpfig; Sie haben in ihrer ersten Lebenshälfte genug geduldet und ausgehalten!

An dieser fiktiven Lebenslinie lässt sich sehr gut erklären, was ich mit Wendepunkt genau meine. Die Zeit von der Geburt bis zum Alter von 25 Jahren ist dafür nicht relevant, deshalb startet die Grafik auf der nächsten Seite an diesem Punkt.

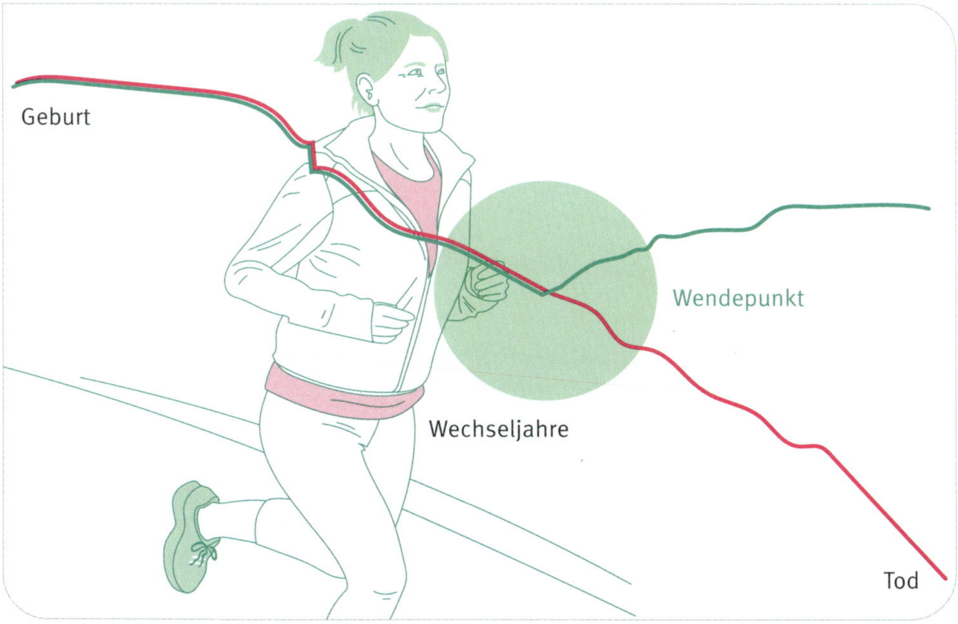

Mit Mitte Zwanzig sind Fitness und Gesundheit meistens top, wir regenerieren sehr schnell und der Körper kann noch vieles verzeihen. Allerdings stehen wir erst am Anfang, Erfahrungen zu sammeln und uns selbst immer besser kennenzulernen.

Bis zu den Wechseljahren sinkt die körperliche Aktivität immer weiter, da unsere Zellfunktionen und Körpersysteme mit ungefähr 25 Jahren langsam abzubauen beginnen. Das ist ernüchternd, entspricht aber den Tatsachen. Nach den Wechseljahren wird es nicht besser, denn nun kommen die klassischen Alterserscheinungen wie Bluthochdruck, Stoffwechselentgleisungen, Schilddrüsenprobleme, Osteoporose oder Gelenkschmerzen. Die Beweglichkeit nimmt ab,

▲ Wechseljahre Wendepunkt

vielleicht treten nun auch Stimmungsschwankungen, Schlafprobleme oder Depressionen auf.

Im Gegensatz dazu nimmt die Lebenserfahrung immer mehr zu. Wir wissen immer besser, wer wir sind und was uns guttut, was wir körperlich und emotional brauchen, um uns wohlzufühlen.

Der Wendepunkt ist erreicht

Deshalb sind die Wechseljahre der entscheidende Wendepunkt. Denn genau jetzt können Sie entscheiden, wie es weitergehen soll. Wenn Sie merken, dass es Ihnen immer schlechter geht und Symptome kommen, die Sie in der Lebensqualität deutlich einschränken, dann können Sie an diesem Wendepunkt sagen: »Okay, ich nehme Tabletten, mache alles so weiter wie bisher und ändere an meinem Lebensstil gar nichts.« Dann geht es trotz Medikamenten immer weiter bergab. Sie können aber genau dann auch sagen: »Ich habe immer mehr Lebenserfahrung und die nutze ich jetzt für mich.«, »Ich halte inne und schaue genau, was mir guttut.« Dann geht es in den Wechseljahren bergauf, weil Sie lernen, ihre eigenen Bedürfnisse wirklich in den Mittelpunkt zu stellen!

Leider ist es häufig so, dass wir erst einen Weckruf brauchen, um etwas zu verändern. Wir sind Menschen und dieser Tritt in den Hintern ist oft nötig. In den Wechseljahren besteht der Weckruf aus den Symptomen, die bei der einen stärker und bei der anderen vielleicht nicht ganz so stark sind. Das liegt auch immer daran, wie es Ihnen gesundheitlich und mental vor den Wechseljahren ging. Was haben Sie mit Ihrer jugendlichen Fitness in der ersten Lebenshälfte kompensiert? Was haben Sie mit dem hohen Östrogenspiegel, der Sie sehr kompromissbereit, sehr anpassungsfähig gemacht hat, einfach weggelächelt? Und was haben Sie ignoriert? All das zeigt sich eventuell in den Wechseljahren weitaus brutaler als bei Frauen, die schon vor den Wechseljahren gut auf ihren Körper und ihre Bedürfnisse geachtet haben, keinen Raubbau betrieben haben und nicht nur funktionierten.

Jetzt liegt es an Ihnen

Sie können jetzt diesen Wendepunkt, diesen Weckruf in den Wechseljahren für sich nutzen. Oder Sie können es lassen und können weiter funktionieren. Auf der körperlichen Ebene bekommen Sie in den Wechseljahren den notwendigen Rückenwind. Ich habe es schon erwähnt: Das Östrogen wird weniger, was dazu führt, dass das Testosteron stärker wirkt. Es fällt uns deutlich leichter, mehr für uns einzutreten, öfter unsere Meinung zu sagen, voranzugehen, mutig zu sein, zu machen und eben nicht mehr jeden Kompromiss einfach schweigend hinzunehmen.

Auf diese hormonelle Unterstützung können Sie sich verlassen. Natürlich können Sie dem Rückgang der weiblichen Sexualhormone hinterhertrauern, indem Sie sagen: »Ich verliere meine Weiblichkeit.« Ihre Weiblichkeit verschwindet nicht, nur weil das Östrogen weniger wird und dadurch das Testosteron mehr ins Gewicht fällt. Es gibt verschiedene körperliche Baustellen, die besonderer Beachtung bedürfen, wenn unsere Hormone Progesteron und Östrogen weniger werden. Aber wenn Sie Ihren Lifestyle dementsprechend anpassen, gut auf sich achteten, sich trauen, Ihre Bedürfnisse auch auszusprechen und zu leben, ohne schlechtes Gewissen, ohne sich immer wieder selbst in Frage zu stellen, dann können Sie vieles davon gut wegstecken oder lindern. Die Wechseljahre sind eine gute Zeit, um Grenzen zu setzen und für diese einzustehen.

Ich höre manchmal von meinen Klientinnen: »Aber ich möchte ja weiterhin für meine Familie da sein. Ich möchte nicht so egoistisch rüberkommen.« Selbstfürsorge ist kein Egoismus. Wenn Sie sich ständig verbiegen und nicht in Ihrer vollen Kraft sind, sind Sie auch nicht in Ihrer vollen Kraft für Ihre Liebsten da. Es nützt Ihrer Familie nichts, wenn Sie chronische Krankheiten entwickeln, wenn Sie schneller altern und dabei nicht mehr gesund und fit sind. Es ist niemandem damit geholfen.

Ein weiterer Punkt, der mir ganz wichtig ist an diesem Weckruf: Er soll Sie daran erinnern, dass Sie der Freude folgen dürfen. Der Freude, nicht dem Zwang, nicht dem Funktionieren, nicht dem Hamsterrad. Das war gestern. Heute zählt: Was macht Ihnen Spaß? Was macht Ihnen Freude? Es ist ein Irrglaube, dass wir in unserem Leben erst leiden müssen, um uns dann irgendwann mal etwas Schönes gönnen zu dürfen.

Nehmen Sie den Weckruf in der Lebensmitte ernst, dann ist das manchmal wie ein Reset, ein Neustart. Ich begleite Frauen, die in den Wechseljahren ihren Beruf plötzlich noch mal wechseln, etwas ganz Neues beginnen, eine langjährige Beziehung oder Ehe beenden oder neue Hobbys finden. Sie merken, dass es vieles gibt, auf das sie neugierig sind, das ihnen Freude macht und das sie gerne erleben möchten. Ich kann Ihnen aus meiner eigenen Erfahrung sagen: Jetzt mit 52 bin ich viel mehr die Frau, die ich wirklich bin, als noch vor 10 Jahren. Da habe ich häufig funktioniert und habe oft diese Leere in mir gehabt. Ich dachte immer, ich muss erst dies und das erledigen, bevor ich nach mir schauen darf. Dabei ist das der falsche Ansatz. Wenn es mir gut geht, wenn ich in meiner vollen Kraft bin, wenn ich bei mir bin, dann kann ich auch viel mehr nach außen geben.

Ich möchte Sie gerne einladen, die Wechseljahre als Wendepunkt, als persönlichen Weckruf zu sehen. Dieses Geschenk anzunehmen, das Ihr Leben Ihnen macht. Auch wenn die akuten Beschwerden unangenehm und lästig sind. Für diese akuten Symptome finden Sie in diesem Buch unzählige natürliche, aber sehr wirksame Hilfen.

Analysemethoden

Nur wenige Frauen kennen ihren Hormonspiegel. Eine Schande angesichts der vielfältigen und weitreichenden Folgen eines Hormonungleichgewichts!

Leider höre ich immer wieder von meinen Klientinnen, dass die Gynäkologin oder der Gynäkologe auch bei dem Angebot der Selbstzahlung eine Hormonanalyse verweigert. Auf die Frage, ob es sich bei den Beschwerden um die Wechseljahre handeln könnte, wird teilweise ärztlicherseits geantwortet: »Wenn Sie noch bluten, sind das auch keine Wechseljahre!« Eine aufgrund der verschiedenen Phasen der Wechseljahre eklatante Fehleinschätzung. Oder es werden ohne Basis von Labordaten Hormonpräparate verschrieben. Frauengesundheit hat mehr Augenmerk und medizinisches Feingefühl verdient.

Wir Frauen sind zyklische Wesen, die Hormone dirigieren einen Großteil unserer Gesundheit und unseres Wohlbefindens. Bei chronischen Erkrankungen unklarer Ursache oder Beschwerden, die die Lebensqualität einschränken, sollte immer der Hormonstatus erhoben werden, um Klarheit zu haben. Eine Klientin von mir litt seit ihrer Pubertät unter starken Muskel- und Gelenkschmerzen sowie Migräneanfällen. Schmerzmittel gehörten zu ihrem Alltag, halfen aber leider nur bedingt. In den Wechseljahren hat sie bei mir eine Hormonanalyse in Auftrag gegeben, bei der sich herausstellte, dass ihr Progesteronspiegel sehr stark reduziert war, was definitiv nicht nur aufgrund der beginnenden Wechseljahre sein konnte. Vermutlich war ihre Östrogen-Progesteron-Balance schon seit der Pubertät im Ungleichgewicht, mit den entsprechenden Symptomen. Allerdings wurde von ärztlicher Seite, weder von Hausarzt noch

Orthopädin, Neurologin oder Schmerzspezialist, eine Hormonanalyse durchgeführt. Mit der Einnahme von bioidentem Progesteron ging es meiner Klientin sehr schnell besser. Es ist für sie ein ganz neues Lebensgefühl ohne chronische Schmerzen.

Hormonanalysen

Bei Beschwerden unklarer Ursache in der Anamnese sollte immer auch eine Hormonanalyse berücksichtigt werden, um ein hormonelles Ungleichgewicht nicht zu übersehen und ursächlich behandeln zu können. Die Hormone lassen sich sowohl im Blut (Serum) als auch im Speichel bestimmen. Für beide Methoden gibt es unterschiedliche Indikationen, da prinzipiell einmal die Gesamtmenge an Hormonen und einmal nur die stoffwechselaktiven Hormone gemessen werden.

Blutanalyse

Üblicherweise wird von ärztlicher und gynäkologischer Seite die Bestimmung der Hormone im Blut vorgenommen. Dabei wird das Serum, nicht das Kapillarblut verwendet. Es werden Östradiol und (mit etwas Glück) noch FSH, das Follikel stimulierende Hormon, gemessen. FSH wird in den Eierstöcken gebildet und regt die Östradiolproduktion an. Es steigt an, wenn der Östradiolspiegel zu niedrig ist und weist damit auf eine Schwäche der Eierstöcke oder auf die Wechseljahre hin.

Man kann im Serum also die Funktion der Hormondrüsen überprüfen oder begleitend zur Hormonersatztherapie den Spiegel der bioidenten Hormone kontrollieren. Denn hier ist die Gesamtmenge an Hormonen, eigene plus die zugeführten, von Interesse.

Für die Überprüfung des Progesteronspiegels eignet sich die Serumanalyse weniger, da Progesteron nicht konstant, sondern in langen Intervallen ausgeschüttet wird und so der Wert zu einem bestimmten Zeitpunkt eher weniger aussagekräftig ist.

Im Serum wird die Gesamtmenge an Hormonen gemessen – freie, biologisch aktive Moleküle und an Transportglobuline gebundene, biologisch inaktive Moleküle. Da über 95 Prozent der Steroidhormone im Blut gebunden vorliegen, sagt die Analyse weniger über den tatsächlichen Zustand in der Zelle aus.

Andere Parameter

Bei den üblichen Vorsorge-Checks bei Hausärztin oder -arzt wird ein großes Blutbild gemacht, was allerdings nicht sehr aussagekräftig ist, da wichtige Werte im Blut gar nicht bestimmt werden. Ist das große Blutbild ohne Befund, wissen Sie, dass Sie nicht krank sind. Ob Sie gesund sind, wissen Sie aber auch nicht. Und Sie haben keine Ahnung, ob Sie ausreichend versorgt sind, um gesund und leistungsfähig zu bleiben. Sie bekommen beim großen Blutbild Werte zum wichtigen Vitamin D- und Eisenspiegel (Ferritin), aber aussagekräftige Parameter wie Magnesium, Hämoglobin, Omega-3-Index, Gesamteiweiß, Zink und Selen fehlen.

»Ihre Werte sind alle im Normbereich!«, auch das sagt nichts über Ihre Vitalität und Gesundheit aus. Der Normbereich wird als Durchschnittswert ermittelt, indem sich nach der Gaußschen Normalverteilung an den Werten orientiert wird, die bei den meisten Menschen gemessen werden. Nur, wer geht zur Ärztin/zum Arzt? Richtig, häufig Menschen mit Beschwerden und Krankheiten. Wenn Ihre Werte also im Normbereich sind, sind Sie verglichen mit kranken Menschen gesund. Das ist ein Unterschied. Es ist zudem von Bedeutung, wo Ihr Wert innerhalb dieses Normbereichs liegt. Handelt es sich um Marker für Krankheiten, sollte Ihr Wert eher im unteren Teil des Normbereiches liegen. Bei Aminosäuren, Nährstoffen und Vitaminen darf man sich eher am oberen Normbereich orientieren. Deshalb ist es wichtig, dass Sie sich Ihre Laborwerte immer aushändigen lassen und selbst einen Blick darauf werfen. Geben Sie die Verantwortung für Ihre Gesundheit nicht leichtgläubig ab.

Speichelanalyse

Die Speichelanalyse wird von vielen Medizinerinnen und Medizinern kritisch gesehen und deshalb gar nicht erst durchgeführt. Sie erheben den Vorwurf der Ungenauigkeit. Dabei wird, wie schon erwähnt, das Hormon Progesteron nicht konstant, sondern in langen Intervallen ausgeschüttet, sodass die Speichelanalyse, bei der Speichel über mehrere Stunden gewonnen wird, durchaus genauere Ergebnisse liefert als zu einem einmaligen Zeitpunkt entnommenes Blut für einen Serumtest.

Noch aus einem anderen Grund ist der Speicheltest ein sehr interessantes Analyseverfahren. Der Hormonspiegel im Speichel kommt sehr viel näher an die tatsächlichen Verhältnisse vor der Zelle heran als eine Serumanalyse. Es werden nämlich nur die freien, biologisch aktiven Moleküle im Speichel gemessen. Damit eignet sich der Speicheltest zur Überprüfung bei Beschwerden von Frauen in der Prä-, Peri- und Postmenopause sowie bei weiteren hormonellen Störungen der Nebennieren wie Morbus Addison oder Morbus Cushing.

Beim Speicheltest kann man sehr gut sehen, wie viel Progesteron oder Testosteron Ihnen noch im Verhältnis zum Östradiol zur Verfügung steht und ob eventuell eine Anpassung nötig wird. Die Aussagekraft einer Speichelanalyse steht und fällt allerdings mit der korrekten Speichelabgabe.

Stresshormone messen lassen

Da fast jeder Mensch mittlerweile Stress hat, macht eine Überprüfung des Cortisolspiegels und damit auch der Nebennieren durchaus Sinn. Dafür werden dann noch zwei weitere Speichelabgaben zu definierten Zeitpunkten nötig, da Cortisol ja am Morgen stark ansteigt (Morgen-Peak), um dann langsam abzusinken. Um Störungen in diesem Stresssystem zu erkennen, braucht es insgesamt 5 Proben. Die Hormone und Neurotransmitter der Nebennieren sorgten schon bei den Steinzeitmenschen dafür, dass bei akuten Bedrohungen durch Mammut oder Säbelzahntiger unsere Vorfahren blitzschnell in der Lage waren, den Kampf aufzunehmen oder zu flüchten. Der Körper aktiviert alle seine Systeme, steigert die Reaktionsbereitschaft, der Mensch ist aufmerksam und wach. Alles, was nicht direkt in dieser Stresssituation gebraucht wird, wie zum Beispiel die Sexualfunktion, das Verdauungssystem und die Ausscheidung, aber auch das Immunsystem, wird heruntergefahren.

Was sich als clevere Strategie in der Evolution entwickelt hat, wird in der modernen Welt zunehmend zum Problem. Fehlen die dringend notwendigen Erholungspausen nach einer Stressreaktion, in denen sich die Systeme regenerieren können, kommt es zum Kollaps. Heutzutage sind die Stressauslöser nicht mehr wie in der Steinzeit lebensbedrohlich, dafür macht die Masse uns krank, da wir einem chronischen Dauerstress ausgesetzt sind. Die Stresshormone wirken dauerhaft, bis ihre Produktion irgendwann erschöpft ist. Eine Dysbalance der Sexualhormone kann nicht nur die Wechseljahre einläuten, sondern auch bei Darmerkrankungen eine Rolle spielen.

Stresshormone in den Wechseljahren

Diese Hormone und Botenstoffe sind bei chronischem Stress in den Wechseljahren relevant: Cortisol-Tagesprofil, DHEA, Adrenalin, Noradrenalin, Dopamin, Serotonin und Melatonin.

Wie funktioniert die Speichelabgabe?

Prinzipiell ist eine Speichelanalyse ein einfacher Test, da er im Vergleich zur Blutanalyse schmerz- und stressfrei ist. Die Hormone bleiben ca. eine Woche stabil im Speichel, sodass auch der Versand per Post an das Labor kein Problem darstellt. Dennoch gibt es ein paar sehr wichtige Voraussetzungen, damit die Speichelanalyse auswertbar ist.

Soll das Verhältnis von Progesteron zu Östradiol bestimmt werden, ist der richtige Zeitpunkt im Zyklus wichtig, da Progesteron in langen Intervallen freigesetzt wird. Haben Sie noch Ihre Periode, dann sollte die Speichelabgabe zwischen dem 19. und dem 21. Zyklustag stattfinden. Das ist allerdings in der Perimenopause mit den unregelmäßigen Zyklen oftmals eine Herausforderung, die Sie dann mit denjenigen besprechen sollten, die die Analyse durchführen. Sind Sie bereits in der Postmenopause und haben keine Blutung mehr, können Sie die Speichelanalyse an jedem beliebigen Tag machen. Idealerweise machen Sie sie direkt am Morgen nach dem Aufwachen. Sie spülen ihren Mund kurz mit Wasser aus und spucken in das erste Probenröhrchen, dann nach 30 Minuten in das nächste und nach 60 Minuten in das dritte. Auf dem Probenbegleitschein können Sie im Allgemeinen die jeweiligen Zeitpunkte genau mit Uhrzeit eintragen. Aus diesen drei Werten wird ein Durchschnittswert ermittelt. Erst danach sollten Sie Zähne putzen, frühstücken, trinken oder Medikamente nehmen. Generell gilt: 30 Minuten vor einer Speichelanalyse nicht trinken, essen, Kaugummi kauen oder rauchen. All das verfälscht das Ergebnis Ihrer Analyse.

Eine Verunreinigung mit Blut, und sei es noch so wenig, ist unbedingt zu vermeiden. Im Blut ist die Menge an Hormonen um ein Vielfaches höher, sodass die Auswertung der Speichelanalyse durch jede Mikromenge Blut unbrauchbar wird. Deshalb sollten Sie zum Zeitpunkt der Speichelanalyse kein Zahnfleischbluten haben. Um auf Nummer sicher zu gehen, sollten Sie bereits am Abend vor der Speichelabgabe auf Zahnseide oder Interdentalbürsten verzichten. Ist Ihr Zahnfleisch sehr empfindlich, verzichten Sie sogar auf die klassische Zahnbürste. Es werden generell DHEA, Östradiol, Progesteron und Testosteron bestimmt und das Verhältnis jeweils von Progesteron und Testosteron zu Östradiol.

Stuhlanalyse

Eine Dysbalance der Sexualhormone kann nicht nur die Wechseljahre einläuten, sondern auch bei Darmerkrankungen eine Rolle spielen. Darmprobleme treten bei manchen Frauen erstmals in den Wechseljahren auf oder kommen nach Jahren der Besserung wieder. Progesteron zum Beispiel lässt die Muskeln erschlaffen, was zu Verstopfung führen kann. Sinkt das Progesteron ab, äußert sich das in Durchfall oder Blähungen.

Es gibt eine bestimmte Gruppe an Darmbakterien, die den Östrogenspiegel beeinflussen, man nennt sie »Östrobolom«. Sie wirken regulativ auf das im Körper zirkulierende Östrogen und kümmern sich um die Verarbeitung und Beseitigung von Östrogen aus dem Körper. Denn Hormone sind Botenstoffe, die, nachdem sie ihre Arbeit gemacht haben, auseinandergebaut werden, sodass sie über den Urin oder den Stuhl ausgeschieden werden können. Es ist von der Natur nicht vorgesehen, dass sie im Körper zirkulieren. Die Leber verarbeitet dann das überschüssige Östrogen, das über die Galle in den Darm transportiert wird.

Das Östrobolom

Diese Darmbakterien, das Östrobolom, produzieren ein Enzym, die Beta-Glucuronidase, das die Menge an freiem Östrogen im Blut beeinflusst. Es verändert das Östrogen auf eine Weise, die die Ausscheidung nicht mehr möglich macht. Wird zu viel Beta-Glucuronidase produziert, weil die Zusammensetzung des Mikrobioms nicht stimmig ist, gelangt zu viel Östrogen wieder in Ihren Stoffwechsel, es wird sozusagen recycelt. Andersherum kann es aber auch zu einem Östrogenmangel kommen, wenn zu wenige Enzyme vorliegen.

Es ist dem normalen Alterungsprozess von uns Frauen geschuldet, dass die Anzahl der gesunden Laktobazillen in der Lebensmitte deutlich abnimmt. In der Folge steigt der pH-Wert in Darm und Vagina, sodass krankmachende Keime sich leichter ansiedeln können. Die Folge sind wiederkehrende Harnwegs- oder Vaginalinfekte sowie Verdauungsprobleme. In Studien wurde zudem bestätigt, dass bei vielen Frauen in den Wechseljahren ein Leaky Gut vorliegt, der durch winzige Schadstellen in der Darmwand gekennzeichnet ist.

Treten bei Ihnen in den Wechseljahren Darmbeschwerden auf oder werden bestehende Symptome schlimmer, ist es sinnvoll, neben der Hormonanalyse auch eine Stuhlanalyse machen zu lassen, um Klarheit zu bekommen, was genau im Ungleichgewicht ist. Die klassische Untersuchung des Stuhls in der hausärztlichen Praxis bezieht sich meistens nur auf Parasiten, Enteritiserreger und okkultes Blut. Bei akuten Darmproblemen können dadurch bereits Erkrankungen ausgeschlossen werden, für die Ursachen chronischer Darmerkrankungen ist dies allerdings nicht ausreichend.

Die einfachste Möglichkeit, sich ein Bild von dem Zustand des Mikrobioms und des Darms zu verschaffen, ist die nichtinvasive Untersuchung des Stuhles, die die tatsächlichen Verhältnisse im Darm aufzeigt. Allerdings reicht oftmals nur die Erfassung der Bakterienflora im Stuhl für eine Diagnose und gezielte Therapie nicht aus, da die Mikroorganismen zahl-

Untersuchungen nur von Fachpersonal

Eine Hormon- oder Stuhlanalyse sollte möglichst immer von therapeutischem oder ärztlichem Fachpersonal, von Heilpraktikerinnen und Heilpraktikern oder Apothekerinnen und Apothekern durchgeführt werden, damit das Ergebnis mit Fachleuten besprochen werden kann und auch eine entsprechende Therapieempfehlung erfolgt. Wenn das Ergebnis nicht fachkundig interpretiert wird, ist es wenig hilfreich.

Stuhlparameter zur Ursacheneingrenzung von Darmproblemen

Stuhlparameter	Darmprobleme
Alpha 1-Antitrypsin	Hinweis auf erhöhte Schleimhautdurchlässigkeit (Leaky Gut), z. B. bei Allergien
Anti-Gliadin-sIgA und Anti-Transglutaminase-sIgA	Hinweis auf Glutensensibilität bzw. -unverträglichkeit, z. B. Zöliakie/Sprue
Calprotectin	Marker für kolorektale Entzündungen und Neoplasien
DAO (Diaminooxidase; histaminabbauendes Enzym)	Hinweis auf Histaminunverträglichkeit
Darmflora-Analyse/Mikrobiom-Analyse	Hinweise auf Dysbalancen und gesundheitliche Risiken durch quantitative Untersuchung aerober und anaerober Bakterien
Fett	Test auf Fettmalassimilation
Gallensäuren	Untersuchung auf vermehrte Ausscheidung von Gallensäuren im Stuhl, Hinweis auf Gallensäure-Verlustsyndrom
Lactoferrin, PMN-Elastase und Lysozym	Hinweis auf entzündliche, granulozytäre Prozesse an der Darmschleimhaut
Pilze	Pilze und pH-Wert im Stuhl
sekretorisches Immunglobulin A	Untersuchung auf Funktionsfähigkeit des darmassoziierten Immunsystems
Verdauungsrückstände	mikroskopischer Nachweis unverdauter Nahrungsbestandteile im Stuhl als Hinweis auf Malassimilation
Zonulin	Hinweis auf erhöhte Schleimhautdurchlässigkeit (Leaky Gut), z. B. bei Allergien

reichen Einflüssen wie der Verdauungsleistung, dem pH-Wert, der Ernährung, dem Hormongleichgewicht, Stress, Medikamenten und vielem mehr ausgesetzt sind. Um sich ein ausreichendes Bild vom Zustand des Darmes machen zu können, sind verschiedene Untersuchungsparameter notwendig, die individuell aufgrund der beschriebenen Symptome ausgesucht werden sollten.

Nicht alles lässt sich messen

Die erwähnten Analysen von Blut, Speichel und Stuhl verraten schon sehr viel über Ihren Gesundheitszustand. Man kann sehen, wo Mängel sind, welche Risiken sich daraus ergeben und welche Stoffe Ihnen fehlen. Aber Gesundheit ist mehr als Zahlen, Daten, Fakten. Kein Labor der Welt kann abbilden, ob Sie das Leben führen, das Sie glücklich macht. Ob Sie einen Beruf oder eine Berufung haben. Ob Sie Freude an Ihrem Leben haben, glücklich sind und Dankbarkeit empfinden. Gesundheit bedeutet ein Zusammenspiel von Körper, Geist und Seele. Deshalb reicht es nicht aus, mit Disziplin und Ehrgeiz alle gesundheitlichen Ziele abzuhaken und dabei den Spaß am Leben zu verlieren. Es braucht den Balanceakt zwischen der Optimierung messbarer Parameter und dem Genuss im Leben. Nicht nur der Körper, auch der Geist und die Seele wollen genährt werden.

Die 80/20-Regel

Es gibt eine Überlebensformel für die Wechseljahre, nach der ich selbst auch lebe. Um gesund und zufrieden auch durch herausfordernde Zeiten zu kommen, dürfen Sie sich von dem Wunsch nach 100 Prozent verabschieden. Perfektion ist eine Illusion, die Sie auf Dauer nur ausbrennt. Denn besser geht es immer, oder? Egal, wie sehr Sie sich angestrengt haben. Die 80/20-Regel ist eine gute Möglichkeit, einen gesunden Lifestyle in den Alltag zu integrieren. Was bedeutet das genau? Nehmen wir das Beispiel gesunde Ernährung. 80 Prozent Ihrer Zeit halten Sie sich an proteinreiche, zuckerarme Mahlzeiten, essen genug Gemüse und trinken keinen Alkohol. Sind Sie allerdings eingeladen oder gehen am Wochenende essen, dann darf es ein Glas Rotwein sein und ein leckeres Dessert – das sind die restlichen 20 Prozent. Diese Formel lässt sich auf alle Lebensbereiche anwenden. Wenn Sie an 5 Tagen die Woche über 10 000 Schritte gehen, sind 2 Tage auf der Couch tolerierbar und können ohne schlechtes Gewissen genossen werden. Auch beim Schlaf macht eine Partynacht nichts aus, wenn Sie an den übrigen Abenden eine gesunde Schlafroutine verfolgen. Mit der 80/20-Regel geht die Lebensfreude nicht zugunsten der Gesundheit verloren – ganz im Gegenteil. So lässt sich ein gesunder Lifestyle viel leichter und nachhaltiger umsetzen.

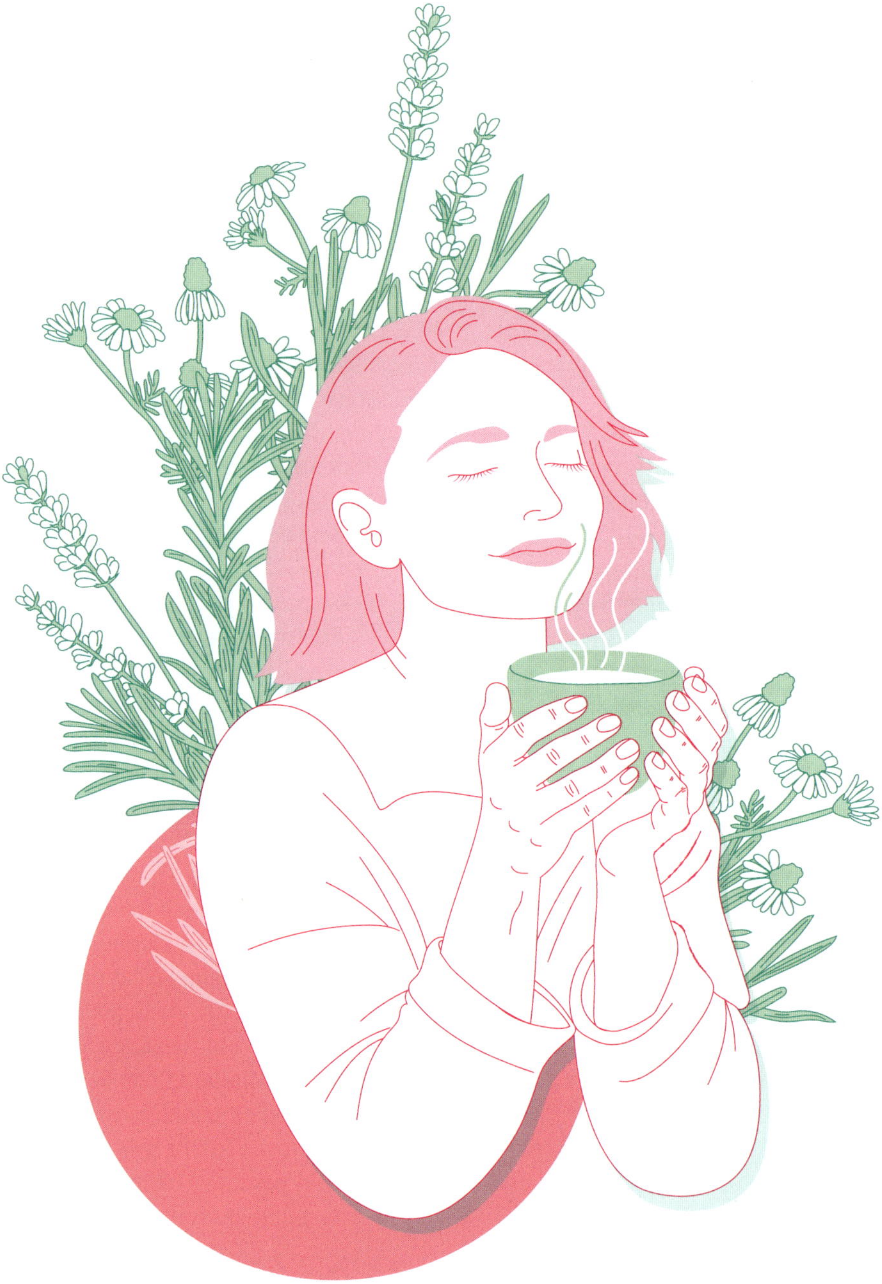

Natürliche Therapien

Viele natürliche Mittel und Methoden können die Beschwerden lindern – ob pflanzliche Stoffe, die Ernährung oder alternative Heilmethoden.

Phytotherapie

»Gegen viele Wehwehchen hilft schon ein Teechen.« Die sanfte Kraft der Heilpflanzen kann oft Linderung verschaffen. Man sollte ihre Wirkung nicht unterschätzen!

Die Wechseljahre sind eine Phase im Leben, über die lange Zeit viel zu wenig gesprochen wurde. Heute öffnen sich immer mehr Frauen für dieses Thema und erkennen, dass diese besondere Zeit nicht nur von hormonellen Veränderungen geprägt ist, sondern auch einen bedeutenden Wendepunkt darstellt und damit eine Einladung, sich neu zu begegnen. Eine Vielzahl von Symptomen, die in ihrer Gesamtheit die Lebensqualität deutlich einschränken können, zwingt uns, nicht mehr weiter zu funktionieren, sondern uns mit den Beschwerden auseinanderzusetzen. Wir Frauen wünschen uns in erster Linie meist sanfte Lösungen, die unser System in dieser fragilen Lebenssituation nicht noch mehr belasten. Oft steht dabei der Wunsch nach einer möglichst natürlichen Behandlungsmethode im Vordergrund.

Natürliche Unterstützung durch Phytohormone

Viele Frauen stehen in den Wechseljahren vor der Entscheidung: Möchte ich eine Hormonersatztherapie (Seite 120) (HRT) machen oder gibt es Alternativen, die mich auf natürliche Weise unterstützen können? Eine dieser Alternativen sind Phytohormone.

Der Begriff Phytohormone bezeichnet pflanzliche Inhaltsstoffe, die in ihrer chemischen Struktur und Wirkung den körpereigenen Hormonen ähneln. Sie gehören zu den sogenannten sekundären Pflanzenstoffen und können im Körper an Hormonrezeptoren andocken – besonders an die Östrogenrezeptoren. Dabei wirken sie nicht so stark wie synthetische oder bioidentische Hormone, sondern eher modulierend. Das bedeutet: Sie können sowohl eine leichte östrogene Wirkung entfalten als auch eine antiöstrogene, je nachdem, was der Körper gerade braucht. Diese sanfte, ausgleichende Wirkung macht Phytohormone für viele Frauen in der Lebensmitte so attraktiv.

Die wichtigsten Phytohormon-Quellen

In der Pflanzenwelt gibt es verschiedene Gruppen von Phytohormonen. Für Frauen in der Lebensmitte sind vor allem Isoflavone, Lignane und Coumestane von Bedeutung. Sie kommen in bestimmten Nahrungsmitteln und Heilpflanzen vor. Wenn Sie in den Wechseljahren ihren Speiseplan mit östrogenähnlichen Pflanzenstoffen erweitern möchten, sind Leinsamen, Soja, Kichererbsen, Sesam und Beeren ideale Lebensmittel. Sie wirken nicht nur hormonmodulierend, sondern liefern auch wertvolle Ballaststoffe, Omega-3-Fettsäuren (Leinsamen!) und Antioxidantien.

Isoflavone sind die wohl bekanntesten Phytohormone. Sie stammen vor allem aus Soja, Rotklee, Kudzu (einer asiatischen Hülsenfrucht) und Luzerne. Sie binden sich an die Östrogenrezeptoren im Körper, allerdings nur mit etwa 1/1000 der Wirkung von körpereigenem Östrogen, was für eine sanfte Unterstützung sorgt. Besonders spannend: In asiatischen Ländern, in denen traditionell viele Sojaprodukte verzehrt werden, leiden Frauen deutlich seltener unter Wechseljahresbeschwerden. Studien zeigen, dass Isoflavone Hitzewallungen, Schlafstörungen und depressive Verstimmungen lindern können.

Isoflavone finden Sie in Soja und Sojaprodukten wie Tofu, Tempeh, Miso, Sojamilch und Edamame sowie Kichererbsen, Linsen und Bohnen.

Warum überhaupt Hormonersatz?

Der Hormonrückgang in den Wechseljahren ist verantwortlich für typische Beschwerden wie Hitzewallungen und Schweißausbrüche, Schlafstörungen, Stimmungsschwankungen, Gelenkschmerzen, Scheidentrockenheit, Libidoverlust, Konzentrationsprobleme, Haut- und Haarveränderungen und leider noch vieles mehr.
Während eine Therapie mit bioidentischen Hormonen diese Symptome häufig schnell lindert, ist sie nicht für jede Frau geeignet. Diese Frauen wünschen sich daher sanfte, natürliche Möglichkeiten, ihre Beschwerden zu mildern und ihr hormonelles Gleichgewicht zu unterstützen.

Lignane wirken schwächer als Isoflavone, haben aber auch antioxidative und hormonregulierende Effekte. Sie haben sowohl östrogene als auch antiöstrogene Eigenschaften und können den Hormonhaushalt ausbalancieren. Besonders positiv: Sie wirken auch unterstützend auf den Darm und das Mikrobiom. Das ist in den Wechseljahren ein oft unterschätzter Hebel für mehr Gesundheit und Wohlbefinden.

Lignane finden sich vor allem in Leinsamen (besonders reich!), Sesam, Sonnenblumenkernen, Haferflocken, Vollkorngetreide, Beeren (besonders Erdbeeren und Himbeeren), Brokkoli und Möhren.

Tipp: Leinsamen am besten frisch schroten und täglich 1–2 EL ins Müsli, in Smoothies oder Joghurt geben.

Coumestane kommen in Rotklee, Luzerne und Sprossen vor. Auch sie haben eine östrogenähnliche Wirkung und können Hitzewallungen, Schlafstörungen und Scheidentrockenheit lindern.

Wie wirken Phytohormone im Körper?

Phytohormone sind sogenannte selektive Östrogenrezeptormodulatoren (SERMs). Das bedeutet, sie können sich an Ihre Östrogenrezeptoren andocken und je nach Bedarf entweder eine östrogene oder antiöstrogene Wirkung entfalten.

In Geweben, in denen ein Östrogenmangel herrscht (z. B. in der Vaginalschleimhaut oder im Gehirn), wirken sie stimulierend. In anderen Geweben wiederum, in denen zu viel Östrogen problematisch sein könnte (z. B. in der Brust oder Gebärmutterschleimhaut), können sie diese Rezeptoren blockieren. Das macht Phytohormone zu einer besonders sanften und intelligenten Unterstützung für den weiblichen Körper.

Anwendungsgebiete von Phytohormonen

In der Lebensmitte können Sie Phytohormone gezielt einsetzen

- bei Hitzewallungen und Schweißausbrüchen,
- bei Schlafstörungen und innerer Unruhe,
- bei Stimmungsschwankungen und depressiven Verstimmungen,
- bei Konzentrationsproblemen und Vergesslichkeit,
- bei Vaginaltrockenheit und Libidoverlust,
- bei Herz-Kreislauf-Beschwerden,
- zur Osteoporose-Prävention.

Wichtig zu wissen ist, dass jede Frau individuell auf die verschiedenen Pflanzenstoffe reagiert. Was der einen gut tut, kann bei der anderen wirkungslos bleiben. Hier lohnt sich ein wenig Geduld und das achtsame Beobachten des eigenen Körpers.

Welche pflanzlichen Präparate gibt es?

Der Markt bietet mittlerweile eine Vielzahl an Produkten mit Phytohormonen an. Beim Kauf von Phytohormonen, ob als Kapseln, Extrakt oder Tee, lohnt sich immer der Blick auf Qualität und Reinheit der Produkte. Wählen Sie möglichst Präparate ohne unnötige Zusatzstoffe. Ein Gespräch mit naturheilkundlich erfahrenen Ärztinnen oder Ärzten, mit Heilpraktikerinnen oder Heilpraktikern oder dem Fachpersonal in Apotheken kann dabei sehr hilfreich sein.

Rotklee ist eine mehrjährige Pflanze aus der Familie der Hülsenfrüchte. Die Blütenköpfe sind kugelig, enthalten zahlreiche rosa bis rotviolette Blüten und ziehen viele Insekten an. Rotklee enthält Isoflavone wie Genistein, Daidzein, Formononetin und Biochanin A, die als Phytoöstrogene bezeichnet werden, da sie in ihrer chemischen Struktur dem Östrogen ähneln.

Soja ist eine wirtschaftlich bedeutende Nutzpflanze und hat einen sehr hohen Proteingehalt, der zwischen 35 und 50 Prozent liegt. Sie wird als Lebens- und Futtermittel genutzt. Die Sojabohne wird auf großen Flächen angebaut und ist die wichtigste Ölsaat der Welt. In der Küche findet sie Verwendung als Tofu, Sojamilch, Sojasauce, Edamame und Sojaöl. Die wichtigsten Phytoöstrogene in Soja sind die Isoflavone Genistein, Daidzein und Glycitin.

Traubensilberkerze (*Cimicifuga racemosa*). Bei ihr befinden sich die als Arznei genutzten Inhaltsstoffe im Wurzelstock. Er enthält unter anderem Triterpenglykoside und Flavonoide, die vor allem bei Hitzewallungen und Schweißausbrüchen hilfreich sind. Die genaue Wirkweise ist allerdings noch nicht vollständig entschlüsselt. Man geht davon aus, dass die Triterpenglykoside an Serotonin- und Dopaminrezeptoren im Hypothalamus binden und so die gestörte Thermoregulation in den Wechseljahren wieder ausgleichen. Deshalb gilt Traubensilberkerze eher als ZNS-modulierend (zentralnervös) und weniger als östrogenwirksam. In Kombination mit Johanniskraut zeigt die Traubensilberkerze eine gute Wirkung bei psychischen Beschwerden wie Schlafstörungen oder depressiven Verstimmungen.

Traubensilberkerze sollte nicht angewendet werden bei Lebererkrankungen, hormonsensitiven Tumoren (Brustkrebs etc.) oder Unverträglichkeit gegenüber Hahnenfußgewächsen. Da sich die arzneilich wirksamen Bestandteile im Wurzelstock finden, ergibt es keinen Sinn, sich einen Tee aus Traubensilberkerze herzustellen. Um die Inhaltsstoffe verfügbar zu machen, ist ein alkoholischer Extrakt nötig, der zu Dragees oder Tabletten weiterverarbeitet wird.

Mönchspfeffer (*Vitex agnus castus*) reguliert über die Hypophyse die Prolaktinausschüttung und bringt so das hormonelle Gleichgewicht wieder ins Lot. Die arzneilich wirksamen Inhaltsstoffe des Mönchspfeffers sind Iridoidglykoside (Agnusid und Aucubin), Flavonoide (Casticin), Diterpene, ätherische Öle und Bitterstoffe. Die Diterpene binden an Dopaminrezeptoren der Hypophyse und hemmen dort die Ausschüttung von Prolaktin. Dadurch wird der hormonelle Regelkreis zwischen Hirnanhangdrüse und Eierstöcken harmonisiert. Über diese Senkung des in den Wechseljahren erhöhten Prolaktinspiegels kann Mönchspfeffer dazu beitragen, die Häufigkeit und Intensität von Hitzewallungen, Schweißausbrüchen, Stimmungsschwankungen und Brustspannen zu reduzieren. Neben den Wechseljahren ist Agnus castus auch bei PMS hilfreich. Nicht eingenommen werden sollte Mönchspfeffer bei hormonabhängigen Tumoren (wie Brustkrebs), in der Schwangerschaft und bei Unverträglichkeit gegenüber Eisenkrautgewächsen.

Hopfen (*Humulus lupulus*) ist bekannt für seine beruhigenden und schlaffördernden Eigenschaften. Ja, deswegen macht Biertrinken müde, aber ein Helles am Abend ist keine Lösung für Schlafprobleme. Hopfen enthält ebenfalls Phytoöstrogene, vor allem das 8-Prenylnaringenin, die helfen können, Hitzewallungen und andere Symptome der Wechseljahre zu lindern. Weitere östrogenartige Inhaltsstoffe im Hopfen sind Isoxanthohumol und Xanthohumol, die im Körper zum aktiven 8-Prenylnaringenin umgewandelt werden können, was als das stärkste bislang bekannte pflanzliche Ös-

Woher hat der Mönchspfeffer seinen Namen?

Mönchspfeffer (*Vitex agnus castus*) stammt aus der Klostertradition des Mittelalters. Die Mönche und Nonnen nutzten ihn als natürliches Keuschheitsmittel. »Pfeffer« nannte man ihn, weil seine kleinen schwarzen Samen pfefferähnlich aussehen und auch ähnlich scharf schmecken. Der Namensteil »Mönch« deshalb, weil die Pflanze in Klostergärten gezielt angebaut wurde, um den Mönchen zu helfen, ihre sexuellen Gelüste zu unterdrücken und ein keusches Leben zu führen. Auch der lateinische Name hat eine ähnliche Bedeutung: Vitex stammt vom lateinischen viere = »flechten«, weil die Zweige früher für Flechtarbeiten verwendet wurden und »agnus castus« bedeutet wörtlich übersetzt »keusches Lamm«. Es ist also eine Pflanze, die sinnbildlich für Keuschheit und Reinheit stand – und entsprechend in der klösterlichen Heilkunde und Lebensführung eine besondere Bedeutung hatte.

trogen gilt. Hopfen wird oft in Kombination mit anderen pflanzlichen Mitteln wie Passionsblume verwendet, um eine synergistische Wirkung zu erzielen. Seine beruhigenden Eigenschaften können auch bei der Behandlung von Schlafstörungen und Angstzuständen hilfreich sein, die in den Wechseljahren häufig auftreten.

Yamswurzel wird traditionell genutzt, um den weiblichen Hormonhaushalt sanft zu harmonisieren. Der wichtigste Inhaltsstoff ist das Diosgenin, aus dem in der pharmazeutischen Industrie früher Progesteron und Cortison hergestellt wurden, da es eine strukturelle Ähnlichkeit zu Progesteron aufweist. Im Körper selbst wird es allerdings nicht direkt zu Progesteron umgewandelt, aber es gibt Hinweise, dass Diosgenin an Östrogen- und Progesteronrezeptoren binden und so eine ausgleichende Wirkung auf das hormonelle Gleichgewicht haben kann. Yamswurzel ist hilfreich bei Hitzewallungen, Schlafstörungen und hormonbedingter Nervosität, sollte allerdings nicht angewendet werden bei hormonabhängigen Tumoren oder einer bekannten Überempfindlichkeit.

Kudzu, eine Hülsenfrucht, wird in der Traditionellen Chinesischen Medizin (TCM) seit Jahrhunderten bei Wechseljahresbeschwerden, Migräne, Bluthochdruck, Alkoholabhängigkeit und Verdauungsstörungen eingesetzt. Hauptinhaltsstoffe sind die Isoflavone Daidzein, Daidzin und Puerarin (ein Daidzein-Derivat und der mengenmäßig wichtigste Inhaltsstoff). Diese Isoflavone wirken als Phytoöstrogene, die an Östrogenrezeptoren binden können. Dabei sind sie modulierend, das heißt, dass sie ein Zuwenig, aber auch ein Zuviel an Östrogen ausgleichen können. Kudzu lindert Hitzewallungen, kann die Schlafqualität und mögliche Nervosität verbessern, mildert Stimmungsschwankungen und wirkt positiv auf das Herz-Kreislauf-System, indem es den Blutdruck senkt und die Gefäße schützt.

Auch hier sollten Sie auf eine Anwendung verzichten, wenn Sie einen hormonabhängigen Tumor oder eine bekannte Überempfindlichkeit haben. In sehr hohen Dosen können die Isoflavone die Schilddrüsenfunktion beeinflussen.

Pflanzliche Helfer ohne Hormone

Die Pflanzenwelt bietet neben den Phytohormonen noch viele weitere, sehr hilfreiche Inhaltsstoffe, die in den Wechseljahren die Beschwerden lindern können.

Johanniskraut

Johanniskraut (*Hypericum perforatum*) ist eine seit Jahrhunderten bekannte Heilpflanze mit gelben Blüten, die traditionell vor allem bei nervösen Verstimmungen, Angstzuständen und leichten bis mittel-

Ernährung als natürliche Hormon-Balance

Neben Nahrungsergänzungsmitteln können Sie auch über die tägliche Ernährung viel bewirken. Integrieren Sie folgende Lebensmittel regelmäßig in Ihren Speiseplan (siehe auch »Die wichtigsten Phytohormon-Quellen«, Seite 37):

- Tofu, Tempeh, Miso und Edamame (Bio-Qualität!)
- Leinsamen (täglich 1–2 EL frisch geschrotet)
- Kichererbsen, Linsen und andere Hülsenfrüchte
- Beeren, Granatapfelkerne und Trauben
- Vollkorngetreide
- Brokkoli, Grünkohl, Fenchelknollen und Spinat
- Sprossen (Luzerne, Alfalfa)

Gleichzeitig lohnt es sich, industriellen Zucker, Weißmehlprodukte und stark verarbeitete Lebensmittel zu reduzieren, da diese Entzündungsprozesse im Körper fördern und das hormonelle Gleichgewicht zusätzlich belasten können.

schweren Depressionen eingesetzt wird. Die Wirkung, die in etlichen Studien belegt wurde, beruht auf verschiedenen Inhaltsstoffen. Die Kombination dieser Stoffe wirkt regulierend auf das zentrale Nervensystem.

Wirkung:

- Hypericin, der Farbstoff der Blüten, wirkt antidepressiv und photosensibilisierend. Letzteres bedeutet, dass die Haut empfindlicher auf UV-Strahlung reagiert.
- Hyperforin ist wesentlich für die antidepressive Wirkung durch die Aufnahmehemmung von Botenstoffen im Gehirn wie Serotonin, Noradrenalin, Dopamin, GABA und Glutamat verantwortlich. Es induziert allerdings auch arzneimittelmetabolisierende Enzyme in der Leber, weshalb Wechselwirkungen mit anderen Medikamenten möglich sind.
- Flavonoide wirken sich zum einen günstig auf den Serotoninspiegel im Gehirn aus und hemmen andererseits Entzündungen im Magen-Darm-Trakt.
- Gerbstoffe unterstützen die Heilung der Darmschleimhaut.
- Ätherische Öle wirken bei äußeren Verletzungen kühlend und schmerzlindernd. Innerlich wirken sie beruhigend.

Was macht Johanniskraut in den Wechseljahren interessant? Die Wechseljahre sind nicht nur eine körperliche, sondern auch eine seelische Herausforderung. Hormonelle Schwankungen, besonders sinkende Östrogenspiegel, können das Gleichgewicht der Botenstoffe im Gehirn beeinflussen – darunter Serotonin, Noradrenalin und Dopamin. Diese sind zuständig für unsere Stimmung, Antriebskraft und innere Stabilität.

Die stimmungsaufhellende, angstlösende und beruhigende Wirkung von Johanniskraut lindert typische seelische Begleiterscheinungen in den Wechseljahren wie Reizbarkeit, Nervosität, Schlafstörungen, Stimmungsschwankungen, Antriebslosigkeit und leichte depressive Verstimmungen.

Johanniskraut hebt den Spiegel der Glücksbotenstoffe Serotonin und Dopamin, wodurch deren Konzentration im synaptischen Spalt steigt – ähnlich wie bei synthetischen Antidepressiva, aber sanfter und ohne Abhängigkeitspotenzial. Es wirkt entspannend und kann innere Unruhe, Nervosität und Ängste mildern. Viele Frauen berichten von einem besseren Ein- und Durchschlafen. Auch wenn Johanniskraut keine direkten Phytoöstrogene enthält, unterstützt es durch seine Wirkung auf das zentrale Nervensystem indirekt das hormonelle Gleichgewicht und kann typische Begleiterscheinungen lindern. Zahlreiche Studien bestätigen zudem die Wirksamkeit von Johanniskraut bei leichten bis mittelschweren Depressionen. Die Wirkung ist bei entsprechender Dosierung mit der von synthetischen Antidepressiva vergleichbar – allerdings mit deutlich besserer Verträglichkeit. In Studien mit menopausalen Frauen zeigte sich Johanniskraut wirksam bei Schlafstörungen, Stimmungsschwankungen, Reizbarkeit, Erschöpfung und Libidoverlust. In Kombination mit anderen pflanzlichen Wirkstoffen wie zum Beispiel Traubensilberkerze wurde ein zusätzlicher Nutzen bei Hitzewallungen und hormonbedingten Symptomen festgestellt.

Für eine nachgewiesene antidepressive und stimmungsstabilisierende Wirkung ist eine gewisse Menge an Inhaltsstoffen notwendig. Es werden mindestens 500 bis 900 mg Trockenextrakt täglich empfohlen (entsprechend 0,3 % Hypericinanteil). Die Wirkung kann bei Johanniskraut nicht sofort beurteilt werden, da diese meist erst nach 2 bis 3 Wochen regelmäßiger Einnahme eintritt.

Wichtige Hinweise und Nebenwirkungen: Durch die bereits beschriebene Wirkweise von Hyperforin, Enzyme in der Leber zu induzieren, die Arzneimittel umwandeln, kommt es zur Abschwächung von Medikamenten wie der Antibabypille, Antidepressiva, Blutverdünnern, Immunsuppressiva und Schmerzmitteln (z. B. Triptane, Opiate). Da es sich hierbei um wichtige Arzneimittel handelt, sollten Sie die Einnahme von Johanniskraut immer mit Ihrer Ärztin oder Ihrem Arzt absprechen, vor allem wenn sie dauerhaft Medikamente einnehmen. Hypericin erhöht die Lichtempfindlichkeit der Haut. Intensive Sonnenbäder und Solarien sollten vermieden werden, damit es nicht zur Schädigung der Haut kommt. Zusätzlich kann es zu Nebenwirkungen wie Magen-Darm-Beschwerden, Kopfschmerzen und Müdigkeit kommen.

Auf feinstofflicher Ebene symbolisiert Johanniskraut mit seinen gelben Blüten das

Sonnenlicht und ist damit auch auf dieser Ebene der Gegenspieler zur Dunkelheit der Depression. Johanniskraut öffnet das Herz und durchflutet jede Zelle mit Licht. Es unterstützt Sie dabei, die Dinge wieder positiver zu sehen und sich auf das Lichtvolle zu konzentrieren.

Salbei

Salbei (*Salvia officinalis*) gehört zu den ältesten Heilpflanzen der Welt. Bereits im alten Ägypten und bei den Griechen war die Pflanze für ihre schweißhemmenden, entzündungshemmenden und beruhigenden Eigenschaften bekannt. Sein Name leitet sich vom lateinischen »salvare« (= heilen) ab.

Wirkung: Die Hauptwirkstoffe des Salbeis sind seine ätherischen Öle Thujon, Cineol und Kampfer. Diese wirken entzündungshemmend und durchblutungsfördernd. Zusätzlich verhindern sie übermäßiges Schwitzen. Neben der Reduktion von Hitzewallungen und Schweißausbrüchen wirkt Salbei auch beruhigend auf das vegetative Nervensystem und lindert nervöse Unruhe, Anspannung und Schlafstörungen. Salbei wirkt auch bei Blähungen und Völlegefühl, die ebenfalls durch die hormonellen Veränderungen in den Wechseljahren begünstigt werden können.

Aufgrund seines Aromas eignet sich Salbei auch zum Verfeinern von Gerichten. Für eine gesichert schweißreduzierende Wirkung reichen allerdings Tees oder Pastagerichte nicht aus. Dafür ist eine ausreichende Menge an Trockenextrakt notwendig, die man in Salbeipräparaten in der Apotheke findet. Weil es aber sehr lecker ist und durchaus auch stimmungsaufhellend wirken kann, finden Sie auf der rechten Seite ein einfaches, aber sehr feines Pastagericht mit frischem Salbei.

Nebenwirkungen sind an sich keine bekannt, es sei denn, man dosiert Salbei deutlich über. Bei zu hoher Dosierung können Mundtrockenheit, Schwindel, Herzrasen oder Magen-Darm-Beschwerden auftreten. Salbei ist für die kurmäßige Anwendung gedacht. Nach 4 bis 6 Wochen Einnahme sollten Sie eine Pause machen.

Auf feinstofflicher Ebene hat Salbei eine stark reinigende Wirkung und unterstützt die Weiblichkeit, Geduld und Sanftheit. Er hilft Ihnen dabei, sich von Altem zu lösen, neue Hoffnung zu schöpfen und wieder mehr Klarheit ins Leben zu bringen.

Salbeitee

1–2 TL Salbeiblätter in Arzneibuchqualität mit kochendem Wasser übergießen und abgedeckt 10 Minuten ziehen lassen. Eine wirksame Teemischung in den Wechseljahren ist die Kombination mit Melisse, die eine beruhigende und entspannende Wirkung hat.

Bandnudeln mit Salbeibutter

Für 2 Portionen
15 Minuten

- 250 g Tagliatelle (frisch oder getrocknet)
- 60 g Butter (am besten gute Bio-Butter)
- 10–12 frische Salbeiblätter
- Salz und Pfeffer aus der Mühle
- etwas abgeriebene Schale von 1 Bio-Zitrone (optional)
- etwas frisch geriebener Parmesan (optional)

- Tagliatelle in reichlich gesalzenem Wasser al dente garen.

- Während die Pasta kocht, die Butter in einer großen Pfanne bei mittlerer Hitze schmelzen lassen. Salbeiblätter waschen, trocken tupfen und in die Butter geben. Leicht knusprig braten, bis sie ihr volles Aroma entfalten (nicht zu braun werden lassen).

- Tagliatelle abgießen, dabei etwas Nudelwasser auffangen.

- Pasta direkt in die Salbeibutter geben, gut durchschwenken. Nach Belieben 2–3 EL Nudelwasser dazugeben, damit eine geschmeidige Sauce entsteht. Mit Salz, Pfeffer und optional etwas Zitronenabrieb abschmecken.

- Mit frisch geriebenem Parmesan bestreuen und sofort genießen.

Lavendel

Bei Lavendel denkt man unwillkürlich an Felder voller violetter Blüten in der Provence und an den charakteristischen, beruhigenden Duft der enthaltenen ätherischen Öle. Allerdings handelt es sich dort meistens um Speick-Lavendel oder Lavandin, die für die Parfüm- und Seifenherstellung genutzt werden. Als Heilpflanze nutzt man dagegen den echten Lavendel (*Lavandula angustifolia*), einen Halbstrauch aus der Familie der Lippenblütler, ursprünglich aus dem Mittelmeerraum.

Schon im alten Ägypten, Rom und bei den Griechen wurde Lavendel als Heil-, Duft- und Räucherpflanze geschätzt. Hauptwirkstoffe sind ätherische Öle. Kampfer und Linalool erzeugen den spezifischen Geruch. Linalool (innerlich angewendet) und Linalylacetat wirken beruhigend auf das Nervensystem, senken Stresshormone und haben eine angstlösende, entspannende Wirkung. Außerdem wirken sie krampflösend und fördern den Schlaf. Lavendel enthält zusätzlich noch Gerbstoffe, die eine lindernde Wirkung auf den Magen-Darm-Trakt haben, indem sie die glatte Muskulatur entspannen.

Wirkung: Das ätherische Lavendelöl beeinflusst den Neurotransmitterhaushalt im Gehirn und wirkt auf das limbische System. Es senkt Stresshormone wie Cortisol und hat eine angstlösende, entspannende Wirkung.

- In zahlreichen Studien konnte Lavendel die Einschlafzeit verkürzen, die Schlafqualität verbessern und nächtliche Unruhezustände mildern. Besonders in den Wechseljahren eine wertvolle Unterstützung.
- Lavendelöl hat eine stimmungsaufhellende Wirkung und kann leichte depressive Verstimmungen und hormonelle Stimmungsschwankungen abmildern.
- Lavendel entspannt die glatte Muskulatur und hilft bei stressbedingten Magen-Darm-Beschwerden, Blähungen und Reizdarm-Symptomen.
- Dank seiner entspannenden und schmerzlindernden Eigenschaften kann Lavendel bei spannungsbedingten Kopfschmerzen helfen.

Klinische Studien belegen, dass apothekenpflichtiges Lavendelöl in Kapselform bei leichten Angstzuständen, Unruhe und Schlafproblemen ähnlich wirksam ist wie niedrig dosierte Benzodiazepine – jedoch ohne Abhängigkeitsrisiko.

Nebenwirkungen: Allgemein ist Lavendel sehr gut verträglich, allerdings sollten Sie hochdosierte Kapseln bei gleichzeitiger Einnahme von Antidepressiva oder Beruhigungsmitteln nur nach ärztlicher Rücksprache einnehmen.

Auf feinstofflicher Ebene erdet Lavendel Sie, bringt Ihnen Ruhe und Balance und zentriert Sie wieder in Ihrer inneren Mitte.

Maca

Maca (*Lepidium meyenii*), auch bekannt als peruanischer Ginseng, ist eine Pflanze aus den Anden, die für ihre adaptogenen, also anregenden und aufbauenden Eigenschaften geschätzt wird. Sie balanciert das hormonelle System aus, indem sie über die Hypothalamus-Hypophysen-Achse die körpereigene Hormonproduktion sanft reguliert – ohne selbst Hormone oder Phytoöstrogene zu liefern.

Wirkung:

- stimmungsaufhellend
- stressmindernd
- energie- und konzentrationsfördernd
- libidoverbessernd
- Stabilisierung hormoneller Schwankungen
- Förderung von Knochen- und Muskelkraft
- kann Hitzewallungen und Schlafstörungen lindern

Maca ist nervenstärkend, steigert die Energie sowie das allgemeine Wohlbefinden. Frauen in den Wechseljahren profitieren von Maca durch die Reduktion von Hitzewallungen, die Verbesserung der Stimmung und die Erhöhung der Libido. Darüber hinaus unterstützt Maca die Knochengesundheit, was besonders wichtig ist, da das Risiko für Osteoporose in den Wechseljahren steigt. Bei entsprechenden Nahrungsergänzungsmitteln sollten Sie darauf achten, dass das Maca gekocht oder fermentiert wurde, so wie es in Peru üblich ist, weil es dann besser vertragen wird.

Nebenwirkungen: Maca gilt als sehr sicher, sollte aber bei hormonabhängigen Tumoren oder in der Schwangerschaft nur nach ärztlicher Rücksprache oder Rücksprache mit Heilpraktikerin oder Heilpraktiker eingenommen werden. Bei empfindlichen Menschen kann Maca Unruhe auslösen.

Auf feinstofflicher Ebene ist Maca ein sehr gutes Kraftmittel zum Erden, denn es lässt Sie Ihre Wurzeln spüren. Es nährt das innere Feuer und hilft Ihnen dabei, Ihre Sinnlichkeit zu leben. Deshalb wird Maca auch gerne in Trance-, Meditations- oder schamanischen Reisen genutzt, da es den Zugang zur eigenen inneren Kraftquelle öffnet.

Ernährung

Gute Ernährung ist so wichtig – indem Sie Ihren Körper auf natürliche Art stärken, geben Sie ihm die Chance, mit dem Hormonchaos der Wechseljahre besser umzugehen.

Bevor Sie naturheilkundliche Heilmethoden für die Wechseljahre ausprobieren, ist es wichtig, das Fundament der eigenen Gesundheit durch eine darmfreundliche, genussmittelarme Ernährung, eine ausreichende Trinkmenge von stillem Wasser und der eventuellen Zufuhr von benötigten Mikronährstoffen zu stärken. Beschwerden können durch die Zufuhr der richtigen Nährstoffe bereits gelindert werden.

Achten Sie darauf, saisonal und möglichst Bioprodukte zu kaufen. Tierisches Eiweiß sollte nur in Maßen auf Ihrem Speiseplan stehen und wenn, sollte es von hoher Qualität sein. Mit Alkohol, Zucker und Weißmehl sollten Sie möglichst sparsam sein und Ihren Kaffeekonsum auf höchstens einen Becher am Tag reduzieren, da Koffein von vielen Frauen in den Wechseljahren schlechter abgebaut wird. Hitzewallungen und Schlafstörungen können durch das Koffein verstärkt werden.

Basische und saure Lebensmittel

Meine Empfehlung für Sie ist eine gesunde, möglichst basische Ernährungsform. Zusammengefasst heißt das, täglich mindestens 80 Prozent basenüberschüssige und neutrale Lebensmittel zu essen und höchstens 20 Prozent säureüberschüssige oder säurelastige Nahrungsmittel. Diese Art der basischen Ernährung ist vitamin- und mineralstoffreich, enthält hochwertiges pflanzliches Eiweiß und entlastet Ihre Ausscheidungsorgane.

Basenüberschüssig sind Gemüse, Salat, Sprossen, frische Kräuter, Amaranth, Buchweizen, Hirse, Quinoa, Kartoffeln, Obst, Trockenobst, Kräutertee, Gemüsesäfte, Obstsäfte (Schorle).

Neutral sind hochwertige Pflanzenöle (Lein- und Olivenöl), Kokosfett, Ghee, Butter, Sahne, Mandeln, Naturjoghurt, Leinöl-Magerquark nach Dr. Budwig, natürliches Fischöl, veganes Algenöl.

Säureüberschüssig sind Fisch, Fleisch, Eier, Käse, Quark, Sojaprodukte, Hülsenfrüchte, Vollkornprodukte, Agavendicksaft, Honig, Reissirup.

Säurelastig sind Schweinefleisch, Wurstwaren, Zucker, Süßwaren, Süßstoffe, Fastfood, Fertigprodukte, Weißmehl, Nudeln, salzige Knabbereien, Sonnenblumen-, Distel- und Maiskeimöl, Soft- und Energydrinks, Alkohol, Kaffee.

Richtig trinken

Der Mensch besteht zu 75 Prozent aus Wasser. Trinken ist fürs Überleben unerlässlich. Aber was und wie viel sollten Sie trinken? Am geeignetsten ist stilles, basisches Wasser sowie Quellwasser. Trinken Sie keine Getränke mit Kohlensäure, denn wie der Name schon sagt, säuert diese Ihren Organismus. Kennen Sie

Warum Bitterstoffe in den Wechseljahren wichtig sind

Bitterstoffe aus Mariendistel, Löwenzahn, Artischocke, Enzian oder Wermut sind ein Muss in den Wechseljahren, denn ...

- sie aktivieren die Leber- und Gallenfunktion, fördern die Bildung von Verdauungssäften und unterstützen damit den Abbau von Östrogenmetaboliten. Das ist entscheidend, um hormonelle Dysbalancen (z. B. Östrogendominanz) zu vermeiden.
- sie regen Magensaftproduktion, Gallenfluss und Enzymaktivität an. Das erleichtert die Fettverdauung, stabilisiert das Mikrobiom und reduziert Reizdarmbeschwerden. Ein gesunder Darm ist wiederum die Basis für eine gute Hormonbalance, da viele Hormone (z. B. Östrogene) über den Darm recycelt werden.
- sie helfen, den Appetit zu regulieren, mindern Heißhunger auf Süßes und unterstützen die Bauchspeicheldrüse bei der Insulinregulation.
- sie aktivieren den Parasympathikus (»Rest-and-digest«-Modus) über die sogenannte »Bitterstoff-Achse« (Zunge – Vagusnerv – Gehirn), was Stress reduziert und das Nervensystem harmonisiert.

ein Tier außer dem Menschen, der Blubberwasser trinkt? Womit gießen Sie Ihre Pflanzen?

Es ist ideal, wenn Sie 30 bis 40 ml stilles Wasser pro Kilogramm Körpergewicht trinken. Das bedeutet bei einer 85 kg schweren Person 2,5 bis 3,4 Liter stilles Wasser. Wenn Sie jetzt denken »Das schaffe ich ja niemals«, ist es wichtig, dass Sie in kleinen Schritten denken. Trinken Sie z. B. jeden Morgen direkt nach dem Aufwachen ein Glas Wasser, gerne auch mit Zitronensaft. Wenn das gut klappt, dann steigern Sie sich auf 1,5 Gläser und dann irgendwann auf 2.

Der Stoffwechsel arbeitet nachts auf Hochtouren, Ihr Körper freut sich über das Wasser. Genauso können Sie langsam Ihre Trinkmenge ca. 30 Minuten vor den Mahlzeiten steigern. Sie werden sehen, in kleinen Schritten schaffen Sie das. Jedes Glas mehr ist ein Erfolg!

Optimale Trinkmenge erkennen

Um optimal zu funktionieren, braucht Ihr Stoffwechsel eine ausreichende Trinkmenge an reinem Wasser. Der Urin sollte mehrmals am Tag farblos bis hellgelb sein. Ist er zu dunkelgelb, können Sie davon ausgehen, dass Sie zu wenig getrunken haben.

Urinfarben als Indikator für die Flüssigkeitsversorgung

Urinfarbe	Bedeutung
farblos	Ihr Flüssigkeitshaushalt ist mehr als ausreichend gefüllt. Wenn Sie dennoch ständig Durst empfinden, könnte das ein Anzeichen für Diabetes sein und sollte ärztlich untersucht werden.
hellgelb/gelb	So sollte Urin im Idealfall aussehen. Sie haben ausreichend getrunken.
dunkelgelb/bernsteinfarben	In den meisten Fällen kein Grund zur Sorge, doch Sie sollten mehr trinken.
sirup-/bierfarben	Ein Indikator für Dehydrierung. Trinken Sie Wasser, um das Defizit auszugleichen. Ändert sich die Farbe trotz Flüssigkeitsaufnahme nicht, suchen Sie ärztlichen Rat. Bierfarbener Urin kann Zeichen einer Lebererkrankung sein.
orange/braun	Auch hier gleichen Sie zunächst den Flüssigkeitshaushalt aus. Orangefarbener/brauner Urin kann auf ein Leber- oder Gallenleiden hinweisen.

Ich höre von Frauen in den Wechseljahren oft, dass sie weniger trinken, weil sie sonst so oft auf die Toilette müssen oder den Harn nicht ausreichend halten können. Stichwort Inkontinenz. Ein wichtiges Thema in den Wechseljahren, das allerdings nicht durch eine geringe Trinkmenge geheilt wird. Ganz im Gegenteil – Ihre Harnblase ist ein Muskel, der trainiert werden möchte. Also gerade bei Inkontinenz ist doppelt wichtig, ausreichend zu trinken.

Das Frühstück

Porridge (Seite 54) zum Frühstück ist ideal. Sollten Sie zu Blutzuckerschwankungen neigen, können Sie die Haferflocken auch komplett durch Buchweizenflocken ersetzen, die den Zuckerspiegel im Blut langsamer ansteigen lassen.

Wenn Ihnen die Zubereitung morgens zu hektisch ist und Sie keine Zeit haben, dann machen Sie es doch so wie ich: Unter der Woche bereite ich sehr gerne Overnight Oats zu. Klingt fancy, ist aber einfach Haferbrei, den Sie abends schon angesetzt haben und morgens nur noch essen brauchen. Wir nennen die Overnight Oats in der Familie liebevoll »Schlonz«. Ich schichte unten in die Gläser Obst wie Orange, Banane oder Apfel. Dann mische ich Haferflocken mit Haferkleie, Kokosraspeln und gemahlenen Haselnüssen und verrühre sie mit Haferdrink und Nussmus. Als nächste Schicht gibt es Nüsse und Leinsamen. Als Topping nehme ich gerne Naturjoghurt oder eine pflanzliche Variante. Entweder mit Kakao als Schokovariante oder mit Vanille. Und damit der Overnight Oat lecker aussieht, streue ich noch Hanfsamen und gehackte Mandeln darüber. Fertig. Die morgendliche Zeitersparnis ist allerdings nur ein Vorteil. Der andere ist, dass beim Einweichen über Nacht das Enzym Phytase aktiviert wird, die die in den Haferflocken enthaltene Phytinsäure teilweise abbaut. Phytinsäure ist ein Antinährstoff, der bewirkt, dass die in den Haferflocken in verhältnismäßig großen Mengen enthaltenen Mineralien wie Calcium, Magnesium und Zink nicht richtig aufgenommen werden können. Mit Zink beispielsweise verbindet sich die Säure zu einem festen chemischen Komplex, der die Darmwand nicht durchdringt und somit nicht vom Körper aufgenommen wird.

Ich bereite auch gerne die sehr proteinreiche Schokocreme (Seite 54) vor. Das geht auch für einige Tage im Voraus.

Das Mittagessen

Salate sind mittags ideal, sie lassen sich gut im Voraus zubereiten und auch mitnehmen. So brauchen Sie bei der Arbeit nicht auf ein gesundes Essen verzichten. Salate halten einzeln in Portionen vorbereitet 3 bis 4 Tage im Kühlschrank. Wichtig ist, dass Sie die Zutaten in die Gläser oder Behältnisse schichten. Dabei kommt zuerst das Dressing unten ins Glas, dann eher feuchtere Zutaten wie Gurken und Tomaten. Salatblätter und Kräuter geben Sie als letztes ins Glas, bevor Sie es luftdicht verschließen. Sie können als Sättigungsbeilage auch Quinoa, Hirse, Glasnudeln oder Bulgur dazugeben. Proteine ergänzen Sie am besten in Form von Bohnen, Linsen oder Erbsen. Mealprep verhindert, dass Sie sich, weil es schnell gehen muss oder Sie bereits Hunger haben, Fertiggerichte warm machen oder etwas unterwegs fertig zubereitet kaufen. Sie haben dann keinen Einfluss auf die Zutaten und nehmen häufig viele Zusatz- und Konservierungsstoffe zu sich.

Das Abendessen

Zum Abendessen eignen sich Suppen sehr gut, da sie gegartes Gemüse enthalten. In gegarter Form ist es besser verträglich, sodass der Schlaf nicht gestört wird. Suppen lassen sich sehr gut vorkochen und einfrieren, so haben Sie immer ein vollwertiges Essen zur Hand, auch wenn es mal schnell gehen muss.

Ein warmes Abendessen nährt Sie nicht nur mit Kalorien, sondern ist ein Ausdruck liebevoller Selbstfürsorge. Sehen Sie das Abendessen als ein Ritual, bei dem Sie zur Ruhe kommen und die Familie gemeinsam den Tag Revue passieren lässt.

Snacks, Säfte und Smoothies

Für den Darm und den Stoffwechsel ist es gesünder, 3 Mahlzeiten am Tag zu essen mit mindestens 4 bis 5 Stunden Abstand. In dieser Pause sollten Sie möglichst außer Wasser, Tee oder einen schwarzen Kaffee nichts zu sich nehmen. Aber der Alltag ist nicht immer planbar, deshalb mache ich Ihnen ein paar Vorschläge für gesunde Snacks (Seite 58).

Obst in pürierter Form ist zuckerhaltig, gleichzeitig sind frisch gepresste Säfte eine Nährstoffbombe, vor allem, wenn man sie mit Gemüse, Algen, Gerstengras oder Leinöl kombiniert. Sie sind allerdings kein Getränk, was sich zum Durstlöschen eignet. Aufgrund ihrer Konsistenz und ihrer Nährstoffdichte sind sie als Mahlzeit zu sehen. Kauen Sie also gerne, bevor Sie den Smoothie herunterschlucken, um Ihrem System zu signalisieren, dass Sie nicht nur trinken. Die Smoothies (Seite 60) eignen sich sehr gut als vollwertiges Frühstück oder Mittagessen.

Es geht nicht darum, in den Wechseljahren auf etwas zu verzichten, sondern die Makronährstoffe bei den Mahlzeiten clever zu kombinieren, um so den veränderten Bedürfnissen Ihres Körpers in der Lebensmitte gerecht zu werden. Dass dabei der Genuss nicht auf der Strecke bleiben muss, zeigen die Rezepte (Seite 54) sehr überzeugend.

15 Tipps für eine hormonfreundliche Ernährung

- Zum Frühstück warmer Porridge (Seite 54) (Getreidebrei) mit saisonalem Obst, Protein-Schokocreme (Seite 54) oder Speisequark mit Leinöl (Seite 54) und saisonalem Obst.
- Jede Mahlzeit sollte mindestens 50 Prozent Gemüse und/oder Obst enthalten; mehr Gemüse als Obst essen.
- Möglichst frische, saisonale Lebensmittel bevorzugen.
- Vollkorn- statt Weißmehlprodukte, möglichst glutenfrei.
- Zu jeder Mahlzeit Proteine essen.
- Fleisch maximal zweimal pro Woche.
- Magere Fleischsorten und Fleischerzeugnisse bevorzugen sowie fettarme Milch und Milchprodukte.
- Hülsenfrüchte, Soja, Tofu und Nüsse als Proteinquelle nutzen.
- Hochwertige Öle zum Kochen und Backen nutzen.
- Schonendes Garen (Dünsten, Dämpfen).
- Möglichst wenig Zucker und Süßigkeiten.
- Möglichst keine gehärteten Fette.
- Wenig bis gar kein Alkohol.
- Mindestens 2 bis 3 Liter stilles Wasser pro Tag trinken.
- Regelmäßig Bitterstoffe aufnehmen.

Porridge oder Overnight Oats

Für 1 Portion
10 Minuten

2 EL grobe Haferflocken • 1 EL Buchweizenflocken • 2 EL Haferkleie • 1 EL Kokosraspel • ½ TL gemahlene Kurkuma • 1 Prise gemahlene Vanille • 1 Prise Salz • 1 TL braunes Mandelmus • 300 ml Mandeldrink oder Kokosmilch ohne Zuckerzusatz • Obst der Saison

Topping
Paranüsse, Cashewkerne, Walnüsse, getrocknete Cranberrys, Leinsamen, Weizenkeime oder Chiasamen

- Alle Zutaten bis auf Obst und Topping unter Rühren aufkochen, von der Herdplatte nehmen und 5 Minuten ziehen lassen.

- Obst nach Geschmack in einer Schüssel anrichten, den Haferbrei dazugeben und Topping daraufgeben.

Protein-Schokocreme

Für 1 Portion
10 Minuten

1 Banane • 15 g Chiasamen • 30 g Hanfsamen • 15 g Mandel- oder Erdnussmus

- Alles mit 200 ml Wasser pürieren und über Nacht in den Kühlschrank stellen.

Tipp Ich variiere gerne, indem ich Kokosraspel oder Nüsse ergänze. Als Topping eignen sich saisonales Obst oder Samen.

Quarkspeise mit Leinöl

Für 1 Person
10 Minuten

150 g Magerquark oder Sojaquark • 2 EL (pflanzliche) Milch • 2 EL Leinöl • 1 TL Honig • Obst der Saison

Topping
Nüsse und Leinsamen

- Alle Zutaten bis auf Obst und Topping gut miteinander verrühren.

- Saisonales Obst dazugeben und mit Nüssen und Leinsamen toppen.

Sommersalat mit weißen Bohnen

Für 1 Portion
15 Minuten

½ Salatgurke • 1 Handvoll Kirschtomaten • 100 g Feta • ½ Handvoll frische Minzblätter • 1 Dose weiße Bohnen (400 g) • Olivenöl • frisch gepresster Zitronensaft • Salz

- Gurke, Tomaten, Feta und Minze kleinschneiden. Bohnen in einem Sieb abspülen und abtropfen lassen. Alles vermengen.

- Aus Olivenöl und Zitronensaft ein Dressing mixen und mit Salz abschmecken.

- Zutaten mit dem Dressing vermischen.

Tipp Super erfrischend, lecker und durch die weißen Bohnen proteinreich.

Überbackene Süßkartoffel Texas Style

Für 1 Portion
45 Minuten

Für die Süßkartoffel
1 Süßkartoffel • Olivenöl • geräuchertes Paprikapulver • Salz • Pfeffer • 50 g geriebener Käse zum Überbacken

Für die Guacamole
1 Avocado • 1 Tomate • 1 Knoblauchzehe • Salz • Pfeffer • geräuchertes Paprikapulver • Knoblauchpulver

Außerdem
1 Dose Kidneybohnen (250 g)

- Süßkartoffel halbieren, die Schnittflächen mit etwas Olivenöl bestreichen und mit geräuchertem Paprikapulver, Salz und Pfeffer würzen. Bei 180 °C Umluft im Backofen ca. 30 Minuten backen.

- Mit Käse bestreuen und weiterbacken, bis der Käse geschmolzen ist.

- In der Zwischenzeit Avocado halbieren, Stein entfernen und das Fruchtfleisch herauslösen. Tomate und Knoblauch kleinschneiden. Alles mit Salz, Pfeffer, Paprika- und Knoblauchpulver würzen und zerdrücken.

- Kidneybohnen in einem Sieb abtropfen lassen und kalt abspülen. Überbackene Süßkartoffel mit Kidneybohnen und Guacamole genießen.

Erbsensuppe

Für 4 Portionen
25 Minuten

1 Zwiebel • 2 Knoblauchzehen • 1–2 EL Öl oder Butter • 400 g TK-Erbsen • 1 TL hefefreies Gemüsebrühpulver • ½ TL Salz (nach Geschmack anpassen) • 1 Prise frisch geriebene Muskatnuss • 1 Bund frische Petersilie (oder 2 EL getrocknete)

- Zwiebel und Knoblauch schälen und fein würfeln.
- Öl oder Butter in einem Topf erhitzen, Zwiebel und Knoblauch darin kurz anschwitzen.
- TK-Erbsen, Gemüsebrühpulver, Salz und Muskat hinzufügen und ca. 10 Minuten köcheln lassen.
- 500 ml Wasser hinzufügen und alles pürieren, bis die Suppe cremig ist.
- Petersilie hacken, unterrühren und kurz ziehen lassen. Nach Geschmack abschmecken.

Geröstete Tomaten-Paprika-Suppe

Für 4 Portionen
1 Stunde

800 g frische Tomaten • 3 rote Paprikaschoten • 2 Knoblauchzehen • 1 Zwiebel • 2 EL Olivenöl • ½ TL Salz (nach Geschmack anpassen) • ¼ TL Pfeffer • 1 TL geräuchertes Paprikapulver (optional, für Extra-Aroma) • 1 TL hefefreies Gemüsebrühpulver • frisches Basilikum zum Garnieren (ca. 1 Handvoll)

- Tomaten, Paprika, Knoblauch und Zwiebel grob würfeln und in eine ofenfeste Form oder auf ein Backblech geben.
- Mit Olivenöl beträufeln. Salz, Pfeffer und geräuchertes Paprikapulver darüberstreuen.
- Ca. 45 Minuten bei 180 °C rösten, bis das Gemüse leicht gebräunt ist.
- Das geröstete Gemüse in einen Mixer geben, Gemüsebrühpulver und 400 ml Wasser hinzufügen und alles zu einer cremigen Suppe pürieren.
- Nach Bedarf nochmals abschmecken.
- Mit frischem Basilikum anrichten.

Schnelle Asia-Pfanne

Für 1 Portion

20 Minuten

- 1 rote Paprikaschote
- 1 kleine gelbe Zwiebel
- 100 g Brokkoli
- 1 Block Mie-Nudeln (ca. 120 g)
- 100 g Edamame (TK oder Dose)
- 50 g Cashewkerne
- ½ TL Curry
- ½ TL gemahlener Kreuzkümmel
- ½ TL Paprikapulver
- ¼ TL gemahlener Ingwer
- ¼ TL Knoblauchpulver
- 400 ml Gemüsebrühe
- 150 ml Sojasahne
- 1 TL Sojasauce
- 1 TL Ahornsirup
- 1 EL gehackte Petersilie
- 1 TL Sesam
- 1 TL frisch gepresster Zitronensaft

● Paprika und Zwiebel in Streifen schneiden, Brokkoli in Röschen teilen.

● Gemüse zusammen mit Mie-Nudeln, Edamame, Cashewkernen und den Gewürzen in eine große, tiefe Pfanne geben.

● Gemüsebrühe, Sojasahne, Sojasauce und Ahornsirup hinzufügen.

● Mit Deckel bei mittlerer Hitze ca. 5 Minuten köcheln lassen, dann umrühren, damit die Nudeln weich werden und die Gewürze sich verteilen.

● Zugedeckt weitere 5 Minuten köcheln lassen, bis die Nudeln gar und das Gemüse weich ist.

● Nach Geschmack abschmecken. Mit gehackter Petersilie, Sesam und Zitronensaft servieren.

Tipp Dieses Gericht ist sehr schnell zubereitet, protein- und ballaststoffreich.

Gemüsesticks mit selbst gemachtem Hummus

Für 4 Portionen
20 Minuten

Für die Gemüsesticks
- 2 Möhren
- 2 Stangen Sellerie
- 1 Kohlrabi
- ½ Salatgurke

Für den Hummus
- 1 Knoblauchzehe
- frisch gepresster Saft von 1 Zitrone
- 80 g Tahin (Sesammus)
- Salz nach Geschmack
- 1 Dose Kichererbsen (Abtropfgewicht ca. 270 g)
- 1–2 EL Olivenöl
- ½ TL Paprikapulver
- ¼ TL gemahlener Kreuzkümmel

- Gemüse waschen und in Sticks schneiden.

- Für den Hummus Knoblauch, Zitronensaft, Tahin und Salz mit 50 ml kaltem Wasser in einen Mixer geben und pürieren, bis eine cremige Masse entsteht.

- Kichererbsen hinzufügen und 1–2 Minuten weiter pürieren, bis die Konsistenz glatt ist.

- Hummus in eine Schale geben, mit Olivenöl beträufeln und mit Paprikapulver und Kreuzkümmel bestreuen.

- Hummus zu den vorbereiteten Gemüsesticks servieren.

- In einem luftdichten Behälter hält sich selbstgemachtes Hummus 5–7 Tage im Kühlschrank.

Tipp Crunchy, creamy, nährend. Der Hummus liefert pflanzliches Eiweiß und gute Fette – die Gemüsesticks erledigen den Rest. Snackt sich wie Chips – nur ohne den Fettfilm!

Proteinreicher Obstkuchen

Für 6 Portionen

15 Minuten Vorbereitung + 40 Minuten Backzeit

- 2 Eier
- 2 Eiweiß
- 1 Prise Salz
- 200 g Weizen- oder Dinkelmehl
- 50 g Mandelmehl
- 10 g Backpulver
- 1–2 TL Zimt
- 1 reife Banane
- 200 g Skyr
- 1–2 TL flüssiger Honig
- 50 ml Mandel- oder Haferdrink
- 400–500 g Obst nach Wahl (Äpfel oder Zwetschgen)

● Backofen auf 175 °C Ober-/Unterhitze vorheizen. Eier trennen, alle Eiweiße mit Salz steifschlagen und beiseitestellen.

● Mehl, Mandelmehl, Backpulver und Zimt in einer Schüssel verrühren. Banane mit einer Gabel fein zerdrücken.

● Eigelbe, Skyr, Honig und Mandel- oder Haferdrink glattrühren.

● Die trockene Mischung kurz unter die feuchte rühren, nur bis gerade eben alles vermischt ist.

● Obst in kleine Stücke schneiden.

● Zuerst den Eischnee, dann das Obst vorsichtig unterheben.

● Teig in eine gefettete oder mit Backpapier ausgelegte Form geben und 35–45 Minuten backen. Mit Stäbchenprobe prüfen. Bei stark bräunendem Obst locker mit Folie abdecken.

● In der Form 10 Minuten abkühlen lassen.

Tipp Frei nach dem Motto »Ohne Kuchen und Gebäck hat das Leben keinen Zweck« braucht es ab und zu im Leben einen Kuchen – auch in den Wechseljahren. Dieser proteinreiche und darmfreundliche Obstkuchen schmeckt unglaublich saftig und ist lecker.

Gefüllte Datteln

Datteln liefert natürliche Energie und Nüsse stabilisieren den Blutzucker. Perfekt, wenn Sie eigentlich einen Schokoriegel wollten – aber smarter snacken: Datteln entsteinen und mit reinem Mandel- oder Cashewmus füllen. Zum Schluss einen Cashewkern hineindrücken. So lecker!

Glow-Up-Smoothie

Für 1–2 Portionen
5–7 Minuten

1 Handvoll TK-Erdbeeren • 1 Handvoll TK-Mango • 1 reife Banane • 1 TL Drachenfruchtpulver (Pitaya-Pulver) • 200–300 ml Kokoswasser oder stilles Wasser (je nach gewünschter Konsistenz) • 1 TL hochwertiges, kalt gepresstes Leinöl • Kokosflocken, gefriergetrocknete Erdbeeren oder Minze als Topping nach Belieben

- Erdbeeren, Mango, Banane, Drachenfruchtpulver und 200 ml Flüssigkeit in den Mixer geben. Auf niedriger Stufe starten und langsam die Geschwindigkeit erhöhen, bis alles cremig ist.

- Leinöl hinzugeben und kurz nachmixen, so bleiben die wertvollen Omega-3-Fettsäuren besser erhalten.

- Wenn der Smoothie zu dick ist, nach Belieben noch etwas Wasser oder Kokoswasser hinzufügen und erneut kurz mixen.

- In ein Glas füllen, eventuell mit ein paar Kokosflocken, gefriergetrockneten Erdbeeren oder Minze toppen und sofort genießen.

Tipp Wenn Sie den Smoothie als Frühstück trinken, geben Sie 1 EL Haferflocken oder Chiasamen dazu. Das macht ihn schön sättigend.

Morning-Energy-Smoothie

Für 1–2 Portionen
10 Minuten

1 Orange • 1 Möhre • 1 kleines Stück frischer Ingwer (1–2 cm, je nach Geschmack) • 1 Handvoll Mango (TK oder frisch) • 1 Banane • 200–300 ml stilles Wasser (je nach gewünschter Konsistenz) • 1 TL hochwertiges, kalt gepresstes Leinöl

- Orange in Stücke schneiden. Möhre in grobe Stücke schneiden. Ingwer schälen.

- Orange, Möhre, Mango, Banane und Ingwer zusammen mit etwa 200 ml Wasser in den Mixer geben. Alles mixen, bis eine cremige, gleichmäßige Konsistenz entsteht.

- Leinöl hinzufügen und kurz nachmixen, damit sich das Öl gut verteilt, so bleiben die wertvollen Fettsäuren erhalten.

- Falls der Smoothie zu dick ist, nach Belieben noch etwas Wasser hinzugeben.

- Smoothie in ein Glas gießen und am besten frisch genießen, so entfalten sich die Aromen und Nährstoffe optimal.

Tipp Für einen extra Frischekick können Sie ein paar Eiswürfel oder einen Spritzer Zitronensaft ergänzen.

Ann-Katrins Meno-Smoothie

Für 1–2 Portionen
10 Minuten

- 2 Tassen wilde Heidelbeeren (TK, keine Kulturheidelbeeren)
- 1 Tasse Pflanzendrink (z. B. Mandel- oder Kokosdrink, ungesüßt)
- 1 Messlöffel Proteinpulver (pflanzlich oder nach Wahl)
- 1 TL hochwertiges, kalt gepresstes Leinöl
- 1 TL Mandelmus
- 1 TL Drachenfruchtpulver (Pitaya-Pulver)
- 1 EL Spirulina (idealerweise hawaiianisch)
- 1 EL Gerstengrassaftpulver
- 1 EL Akazienfaserpulver

● TK-Heidelbeeren kurz in ein Sieb geben und mit lauwarmem Wasser abspülen, damit sie sich leichter mixen lassen.

● Alle Zutaten in einen leistungsstarken Mixer geben. Zunächst den Pflanzendrink, dann ½–1 Tasse Wasser (je nach gewünschter Konsistenz), anschließend Früchte und Pulver. Alles so lange mixen, bis eine cremige, samtige Konsistenz entsteht.

● Konsistenz prüfen: Für einen dickeren Smoothie weniger Wasser, für eine leichtere Variante etwas mehr zugeben. Wenn Sie mögen, geben Sie noch einige Eiswürfel hinzu, das macht den Smoothie besonders erfrischend.

● Den Smoothie in ein Glas oder eine Bowl füllen. Dann atmen Sie tief durch und gönnen Sie sich einen Moment für sich.

Tipp Dieser Meno-Smoothie ist ideal am Morgen oder als nährstoffreiche Zwischenmahlzeit. Die Kombination aus Antioxidantien, pflanzlichem Eiweiß, Ballaststoffen und Superfoods kann den Hormonhaushalt unterstützen, die Verdauung fördern und Ihre Zellen mit neuer Lebensenergie versorgen.

Green-Goddess-Smoothie

Für 1–2 Portionen
8 Minuten

- 1 Orange
- 1 Banane
- 1 Apfel
- ½ Salatgurke
- 1 Handvoll frischer Spinat
- 1 TL gehackte Petersilie (optional, für eine extra Portion Frische)
- 1 TL hochwertiges, kalt gepresstes Leinöl

- Orange und Banane in Stücke schneiden. Apfel, Gurke, Spinat und – falls verwendet – die Petersilie zerkleinern. Den Apfel können Sie mit Schale verwenden, entkernen Sie ihn jedoch vorher.

- Alle Zutaten bis auf das Leinöl mit ca. 250 ml Wasser in den Mixer geben. Auf hoher Stufe mixen, bis der Smoothie schön cremig ist.

- Leinöl hinzugeben und noch einmal kurz nachmixen, damit sich das Öl gut verteilt.

- Wenn Sie den Smoothie lieber flüssiger mögen, etwas mehr Wasser hinzufügen. Für eine besonders erfrischende Variante ein paar Eiswürfel mitmixen.

- Den Smoothie in ein Glas oder eine Flasche geben und am besten frisch genießen – pur, lebendig und voller grüner Energie!

Tipp Wenn Sie morgens schwer in Schwung kommen, ist dieser Smoothie ideal: Die Kombination aus Spinat, Gurke und Orange wirkt belebend und unterstützt Leber und Stoffwechsel. Ein Spritzer Zitronensaft oder ein Stück frische Minze verleiht ihm zusätzlich eine herrliche Frische.

Die Nährstoffe

Was für eine gesunde Ernährung gilt, gilt in den Wechseljahren noch einmal besonders – schauen wir uns die einzelnen Nährstoffe einmal an.

Die Wechseljahre sind eine bedeutende Phase in unserem Leben, geprägt von hormonellen Veränderungen, die verschiedene physische und psychische Symptome hervorrufen können. In dieser Zeit ist es besonders wichtig, auf eine ausgewogene Ernährung zu achten, um die Gesundheit und das Wohlbefinden zu unterstützen.

Kohlenhydrate/Zucker

Viele Frauen berichten, dass Sie in der Lebensmitte mit Unterzuckerung, Insulinsensitivität und einem zu hohen Nüchternblutzucker kämpfen. In den Wechseljahren sollten Sie auf eine möglichst zuckerarme Ernährung achten, um den Blutzuckerspiegel konstant zu halten und eine mögliche Insulinresistenz zu verhindern.

Schnell wirksame Zuckerarten wirken sich vielfältig auf Ihr Wohlbefinden in den Wechseljahren aus:

- Zucker bringt Ihr Hormonsystem aus dem Gleichgewicht: In den Wechseljahren sinken Östrogen und Progesteron. Diese Hormone hatten früher eine stabilisierende Wirkung auf den Blutzucker. Wenn sie fehlen, reagiert Ihr Körper empfindlicher auf Schwankungen. Das führt dann wiederum zu Heißhunger, Stimmungsschwankungen, Schlafproblemen und Energieeinbrüchen.
- Zucker fördert Bauchfett – das hormonell aktiv ist: Zucker treibt den Insulinspiegel in die Höhe. Insulin ist ein Spei-

cherhormon und wenn es zu oft im Blut ist, lagert der Körper Fett ein, besonders am Bauch. Dieses viszerale Fett produziert selbst Hormone und Entzündungsstoffe, die wiederum Ihren Östrogen-Stoffwechsel und Ihre Leberfunktion stören können.

- Zucker stört den Schlaf und die Stimmung: Zucker pusht kurzzeitig Serotonin und Dopamin, Ihre Wohlfühlhormone, doch danach fällt der Blutzucker rapide ab. Ergebnis: Gereiztheit, Stimmungstiefs, Nervosität, Schlafprobleme – alles, was Sie in dieser Lebensphase nicht brauchen.
- Zucker fördert stille Entzündungen (Silent Inflammations): Mit zunehmendem Alter und Hormonrückgang nimmt die Entzündungsneigung im Körper zu. Gerade die schnell wirksamen Zucker wie Glucose und Fructose wirken wie ein Brandbeschleuniger, was Beschwerden wie Hitzewallungen, Gelenkschmerzen oder Hautprobleme verstärken kann.
- Zucker schadet dem Darmmikrobiom: Zucker füttert »die falschen« Bakterien im Darm. Ein Ungleichgewicht im Mikrobiom kann wiederum den Östrogenabbau stören (Östrobolom) und die Leber belasten, was viele Wechseljahresbeschwerden verschärft.

Zucker ist nicht gleich Zucker

Es macht einen großen Unterschied, in welcher Form wir Zucker aufnehmen, ob als komplexe Kohlenhydrate oder in der Form als schnell ins Blut aufgenommenen Einfachzucker. Chemisch gesehen sind alle Kohlenhydrate Zuckermoleküle (Saccharide). Zuckermoleküle können unterschiedlich lang sein und so unterscheidet man sie auch.

Monosaccharide: Darunter fallen Traubenzucker (Glucose) und Fruchtzucker (Fructose). Nehmen Sie diese Zucker auf, schießen sie sofort ins Blut. Deshalb braucht ein Diabetiker bei einer Unterzuckerung auch eine Glucoselösung, die den Blutzuckerspiegel dann sofort wieder anhebt.

Disaccharide: Das ist der Haushaltszucker, so wie Sie ihn kennen. Dieser wird sehr schnell in Monosaccharide aufgespalten und flutet dann ebenfalls sehr schnell das Blut.

Polysaccharide: Der wichtigste Vertreter ist Stärke. Mehrfachzucker finden Sie in Kartoffeln, Hülsenfrüchten, Getreide und Vollkornprodukten. Diese Zuckerart geht langsam ins Blut, da sie erst zu Monosacchariden gespalten werden muss.

Mono- und Disaccharide haben mehrere Nachteile:

- Sie liefern leere Kalorien, also nur Energie, aber keine Nährstoffe.
- Durch die schnelle Aufnahme ins Blut schießt der Insulinspiegel ebenfalls in die Höhe und die Fettverbrennung stoppt für Stunden.
- Zucker säuert Ihren Körper.

Zucker verkleidet sich auf der Zutatenliste gerne als

- Saccharose
- Dextrose
- Raffinose
- Glucose
- Fructosesirup oder Fructose-Glucose-Sirup
- Glucosesirup, Glucose-Fructose-Sirup oder Stärkesirup
- Karamellsirup
- Laktose
- Maltose oder Malzextrakt/Gerstenmalzextrakt

Hersteller sind nicht verpflichtet, die verwendete Menge der einzelnen Zuckerarten anzugeben. Eine Orientierung kann jedoch die Platzierung der links genannten Begriffe im Zutatenverzeichnis sein. Stehen sie dort weit vorn, deutet das auf einen hohen Zuckergehalt des Lebensmittels hin. Wenn verschiedene Zuckerarten an unterschiedlichen Stellen im Zutatenverzeichnis stehen, ist eine Einschätzung des Zuckeranteils aber oft nicht möglich. Es lohnt sich also, die Inhaltsstoffe der Lebensmittel genauer zu studieren.

- Durch das Auf und Ab Ihres Blutzuckerspiegels entstehen Gelüste und Heißhunger.
- Ein entgleister Blutzuckerspiegel ist mit ein Grund für Silent Inflammations. Das sind chronische, meist unbemerkte Entzündungsprozesse im Körper, die langfristig das Gewebe schädigen.

Da in vielen Lebensmitteln versteckte Zucker enthalten sind, versuchen Sie, diese zu vermeiden.

Proteine

Jeder Mensch besteht unter anderem aus 20 Aminosäuren, den kleinsten Einheiten der Proteine, und Wasser. Aminosäuren sind die Bausteine des Lebens – aus ihnen bestehen nicht nur Muskeln, sondern auch Enzyme, Botenstoffe und Hormone. Sie steuern Stoffwechselvorgänge und sind maßgeblich an Regenerations-, Entgiftungs- und Reparaturprozessen sowie am Immunsystem beteiligt.

Wir Frauen haben nicht nur in den Wechseljahren einen erhöhten Proteinbedarf. Bei jeder Menstruationsblutung verlieren wir Eiweiß. Wird eine Frau schwanger, entsteht neues Leben. Die dafür benötigten Aminosäuren stammen von der Mutter. In den Wechseljahren brauchen Frauen nochmal mehr Eiweiß – zum einen, um dem altersbedingten Muskelabbau entgegenzuwirken, aber auch um die

Hormonbalance zu erhalten und die Zellalterung zu verlangsamen.

Kennen Sie Ihren Gesamteiweißspiegel im Blut? Vermutlich nicht, da er auch beim großen Blutbild nicht mitbestimmt wird, dabei ist dieser Wert entscheidend für Gesundheit und Lebensqualität. Bei Frauen über 18 Jahren liegt der Normbereich für den Gesamteiweißspiegel im Blut bei 6,5–8,5 g/dl. Um sich in den Wechseljahren fit und vital zu fühlen und auch im Alter gesund zu bleiben, sollte Ihr Wert im oberen Bereich der Norm liegen.

Proteine bestehen aus Aminosäuren, von denen Sie 12 selbst herstellen und 8 mit der Nahrung aufnehmen müssen, das sind die essenziellen Aminosäuren. Sie sollten täglich 1,5 bis 2 g Eiweiß pro kg Körpergewicht zu sich nehmen.

Eiweißmangel bei Eisenmangel

Gut zu wissen: Bei Eisenmangel liegt der Gesamteiweißspiegel fast immer im unteren Bereich der Norm. Ferritin ist das bekannteste Eiweiß des Eisenstoffwechsels, das dafür sorgt, dass Eisen in den Zellen gespeichert werden kann. Ohne einen ausreichenden Proteinspiegel im Blut ist die Gabe von Eisen nicht sehr erfolgreich.

Die 8 essenziellen Aminosäuren

- **Isoleucin:** bedeutend für den Muskelstoffwechsel und die Energiegewinnung
- **Leucin:** beteiligt am Muskelaufbau und an der Wundheilung
- **Lysin:** wichtig für den Aufbau von Knochen, Knorpel und Bindegewebe
- **Methionin:** bedeutend für den Stoffwechsel, die Entgiftung und das Haarwachstum
- **Phenylalanin:** Baustein für andere Aminosäuren und Neurotransmitter wie Dopamin
- **Threonin:** wichtig für den Aufbau von Proteinen, Kollagen und Elastin
- **Tryptophan:** Baustein für Serotonin und verbessert so die Stimmung
- **Valin**: beteiligt am Muskelaufbau und der Energiegewinnung

Die natürlichen Nahrungsquellen dürfen möglichst variiert werden, um viele verschiedene Aminosäuren aufzunehmen. Es ist aber auch möglich, Proteine vegetarisch oder vegan zuzuführen, ohne Qualitätsverluste befürchten zu müssen.

Natürliche Quellen für Aminosäuren

- Mageres Fleisch (rotes Fleisch, Geflügel) und Fisch
- Milch und Milchprodukte wie Joghurt und Käse
- Eier sind eine ausgezeichnete Quelle für vollständiges Protein, das alle essenziellen Aminosäuren enthält.

- Hülsenfrüchte wie Bohnen (Kidneybohnen, schwarze Bohnen, Kichererbsen), Linsen, Erbsen
- Nüsse und Samen wie Mandeln, Walnüsse, Sonnenblumenkerne und Chiasamen
- Vollkorn und Vollkornprodukte aus Quinoa, Hafer und Reis
- Sojaprodukte wie Tofu, Tempeh und Edamame
- Gemüse wie Brokkoli, Spinat und Avocado
- Meeresalgen (Seetang) ist reich an verschiedenen Aminosäuren und kann eine gute Ergänzung zu anderen pflanzlichen Proteinquellen sein. Achten Sie hier wieder unbedingt auf die Qualität, weil Algen oft mit Schwermetallen verunreinigt sind.

Wenn der Bedarf an Aminosäuren hoch ist, kann auch ein Eiweißpulver ergänzend eingenommen werden. Hier lohnt es sich, das Etikett genau zu studieren, um ein Produkt mit einem hohen Gehalt an essenziellen Aminosäuren und ohne zugesetzten Zucker, Konservierungsmittel oder künstlichem Aroma auszuwählen. Molkepulver ist als Basis sehr gut geeignet. Ernähren Sie sich vegan, sind Ackerbohnen-, Erbsen- und Reisprotein gute Alternativen, gerne auch als Mischung, um möglichst alle essenziellen Aminosäuren pro Portion zuzuführen. Proteine haben einen starken Eigengeschmack. Deshalb werden den Pulvern bestimmte Aromastoffe zugefügt, um diesen Geschmack zu überdecken.

Fette

In den Wechseljahren werden zahlreiche Stoffwechselvorgänge beeinflusst, deshalb ist die Qualität und die Zusammensetzung der aufgenommenen Fette besonders bedeutsam.

Gesättigte Fette, wie sie vorwiegend in tierischen Produkten und stark verarbeiteten Lebensmitteln vorkommen, sollten deutlich reduziert werden, da sie das Risiko für Herz-Kreislauf-Erkrankungen erhöhen – ein Risiko, was ohnehin in den Wechseljahren durch den Östrogenrückgang erhöht wird. Ungesättigte Fette, insbesondere Omega-3-Fettsäuren, wirken dagegen entzündungshemmend, unterstützen die Herzgesundheit, verbessern die Lipidprofile und können hormonelle Dysbalancen abmildern (Seite 74). Darüber hinaus sind Fette essenziell für die Aufnahme fettlöslicher Vitamine (A, D, E, K) und die Produktion von Hormonen, einschließlich der Sexualhormone. Besonders pflanzliche Öle, Nüsse, Samen, Avocado und fettreicher Fisch liefern wertvolle Fettsäuren, die die Hautelastizität, Gehirnfunktion und das allgemeine Wohlbefinden während der Wechseljahre fördern. Eine ausgewogene Fettzufuhr in Kombination mit einer ballaststoffreichen Ernährung kann darüber hinaus Gewichtsschwankungen, Blutzuckerspitzen und Heißhungerattacken regulieren. Insgesamt tragen hochwertige Fette zu einer stabilen Hormonbalance, Herzgesundheit und Lebensqualität in den Wechseljahren bei.

Essenzielle Nährstoffe

In den Wechseljahren hat unser Körper andere Bedürfnisse und einen erhöhten Nährstoffbedarf. Deshalb sollten wir darauf besonders achten.

Mittlerweile gibt es sogar aus der Agrarwissenschaft eine Studie, die den Rückgang wichtiger Nährstoffe in unseren Böden belegt. Die untersuchten Nutzpflanzensorten enthielten weniger Protein, Eisen, Zink und Vitamin A bei gleichzeitig erhöhtem Kohlenhydratgehalt.[1] Damit wird die Ernährung energiereicher, aber nährstoffarmer, ein Phänomen, das als »Hidden Hunger«, also »verborgener Hunger« bezeichnet wird. Es ist ein Verhungern an vollen Töpfen, weil das Essen Kalorien liefert, aber Sie nicht mehr ausreichend nährt.

Sie werden also nicht darum herumkommen, Nährstoffe zu supplementieren, um den sich verändernden Bedarf in den Wechseljahren zu decken und Beschwerden zu lindern. Es lohnt sich, bei Nahrungsergänzungsmitteln auf Qualität zu setzen. Das Thema Mikronährstoffe ist viel zu komplex, als dass mit der Einnahme eines Multivitaminpräparates aus dem Drogeriemarkt alle Löcher gestopft werden können. Die Präparate sollten eine größtmögliche Reinheit aufweisen, standardisiert sein und keine unnötigen Zutaten wie Konservierungsmittel, Rieselhilfen, Farb- und Aromastoffe enthalten.

Das Gesetz des Minimums besagt, dass wir uns nur so fit fühlen und gesund bleiben können, wie es die knappste Ressource in unserem System zulässt. Jeder Mangel an lebensnotwendigen Mineralstoffen führt unweigerlich zu Krankheit. Bei einem erhöhten multiplen Bedarf ist oft nicht ersichtlich, welches Mineral oder Vitamin nun der limitierende Faktor ist. Da unser Stoffwechsel das Zusammenspiel mehrerer Systeme ist, kann es dann passieren, dass die Beschwerden, trotz Zufuhr von Mineralstoffen, nicht besser werden, weil andere, deren Mangel noch eklatanter ist, nicht eingenommen wurden. Das Gesetz des Minimums macht deutlich, dass es nicht das eine Allheilmittel gibt (was übrigens auch für Ihre Verhaltensweisen gilt), sondern es immer ein Zusammenspiel der Nährstoffe ist, das allerdings von dem Mineralstoff, der am knappsten ist, limitiert wird.

Deswegen ist es sinnvoll, eine Nährstoffanalyse machen zu lassen, um entsprechend der gemessenen Werte die Nahrungsergänzungsmittel zu dosieren. Ein klassischer Wert, der wichtig ist und die Wirkung vieler anderer Mineralstoffe, aber auch körpereigener Hormone limitiert, ist der Vitamin-D-Spiegel. Ist der zu niedrig, sind Mineralstoffe wie Magnesium in ihrer Wirkung eingeschränkt.

Das Gesetz des Maximums darf auch Beachtung finden. Ein Zuviel eines an sich für den Körper wichtigen Stoffes kann giftig sein. Ein gutes Beispiel ist hier Lithium, das in geringen Mengen essenziell ist, in hohen Dosen allerdings toxisch. Schon Paracelsus (1493–1541) sagte »Alle Dinge sind Gift, und nichts ist ohne Gift; allein die Dosis macht, dass ein Ding kein Gift ist.«

Ihr Nährstoffbedarf verändert sich deutlich in der Lebensmitte. Besonderes Augenmerk dürfen Sie auf folgende Mineralstoffe und Vitamine legen.

Magnesium

Magnesium ist ein lebenswichtiger Mineralstoff, der an über 900 enzymatischen Reaktionen im Körper beteiligt ist. Für Frauen in den Wechseljahren ist Magnesium besonders wichtig, da es zur Entspannung der Muskeln und zur Reduzierung von Stress und Angstzuständen beitragen kann. Aber auch die Ringmuskulatur der Gefäße entspannt sich durch Magnesium, sodass der Blutdruck ganz natürlich gesenkt wird. Darüber hinaus kann Magnesium helfen, Schlafstörungen zu lindern, die in den Wechseljahren häufig auftreten. Ein ausreichend hoher Magnesiumspiegel unterstützt auch die Knochengesundheit, indem er die Calciumaufnahme verbessert und die Knochenmineralisierung fördert.

Lebensmittel wie grünes Blattgemüse, Nüsse, Samen und Vollkornprodukte sind gute Magnesiumquellen. Sie sollten mindestens 300–500 mg Magnesium täglich zu sich nehmen, am besten als Magnesiumcitrat oder Magnesiumtaurat. Idealerweise nehmen Sie das Magnesium morgens und abends entweder 30 Minuten vor oder 90 Minuten nach einer Mahlzeit mit einem Glas stillem Wasser ein.

Calcium

Calcium ist entscheidend für die Erhaltung starker Knochen und Zähne. Während der Wechseljahre sinkt der Östrogenspiegel, was zu einem beschleunigten Knochenverlust führen kann und das Risiko für Osteoporose erhöht. Eine ausreichende Calciumzufuhr kann diesem Prozess entgegenwirken und zur Vorbeugung von Knochenbrüchen beitragen.

Sie sollten darauf achten, genügend calciumreiche Lebensmittel wie Milchprodukte, grünes Blattgemüse, Mandeln und angereicherte pflanzliche Milch zu konsumieren. Zusätzlich kann die Kombination von Calcium mit Vitamin D, das die Calciumaufnahme im Darm unterstützt, besonders vorteilhaft sein.

Eisen

Eisen ist ein essenzielles Spurenelement, das für den Sauerstofftransport im Blut und die Energieproduktion unerlässlich ist. In der Perimenopause kann es unter der Östrogendominanz zu einem erhöhten Eisenbedarf kommen, da die Blutungen sehr heftig ausfallen können. Während der Wechseljahre kann der Eisenbedarf aber auch sinken, da die Menstruation aufhört und somit der regelmäßige Blutverlust wegfällt. Dennoch bleibt Eisen wichtig für die allgemeine Energie und Vitalität. Ein Mangel an Eisen kann zu Müdigkeit und Anämie führen, was die Lebensqualität erheblich beeinträchtigen kann.

Sie sollten auf eine ausreichende Eisenzufuhr achten, indem Sie eisenreiche Lebensmittel wie rotes Fleisch, Hülsenfrüchte, dunkles Blattgemüse und Vollkornprodukte in Ihre Ernährung integrieren. Um Eisen in den Zellen speichern zu können, ist eine ausreichende Proteinzufuhr ebenfalls nötig.

Vitamin-B-Komplex

Der Vitamin-B-Komplex umfasst eine Gruppe von 8 wasserlöslichen Vitaminen, die eine Vielzahl von Funktionen im Körper als Coenzym unterstützen. Für Sie sind jetzt insbesondere die Vitamine B_6, B_9 (Folsäure) und B_{12} von Bedeutung. Diese Vitamine spielen eine wichtige Rolle im Energiestoffwechsel, der Blutbildung und der Funktion Ihres Nervensystems. Vitamin B_6 kann zur Regulierung des Hormonhaushalts beitragen, wird zur Umwandlung von L-Tryptophan in Melatonin gebraucht und kann Symptome wie Stimmungsschwankungen und Depressionen lindern. Folsäure und Vitamin B_{12} sind unerlässlich für die Zellteilung und die DNA-Synthese.

Eine ausreichende Zufuhr dieser Vitamine können Sie durch den Verzehr von Lebensmitteln wie Fleisch, Fisch, Eiern, Milchprodukten, Hülsenfrüchten und angereicherten Getreideprodukten sicherstellen. Achten Sie bei einem Produkt mit Vitamin-B-Komplex unbedingt darauf, dass das Vitamin B_6 methyliert, also aktiviert ist.

Vitamin C

Vitamin C ist der Superheld unter den Vitaminen, wird aber von vielen lediglich mit der Einnahme bei Erkältungen und der Mangelerkrankung Skorbut in Verbindung gebracht. Aber Vitamin C kann so viel mehr. Es ist ein wirksamer Radikalfänger, fördert die Wundheilung, schützt das Immunsystem, hemmt Entzündungen und verbessert die Eisenaufnahme.

Als ein starkes Antioxidans trägt Ascorbinsäure dazu bei, freie Radikale im Körper zu neutralisieren. Freie Radikale sind sehr reaktive Moleküle, die Zellschäden verursachen können. Eine ausreichende Zufuhr von Vitamin C kann dazu beitragen, oxidative Stressreaktionen zu reduzieren. Als Hochdosis-Infusionstherapie wird es in der Kombination mit Selen und L-Carnitin bei Brustkrebs begleitend zur Chemotherapie eingesetzt. Vitamin C spielt auch eine entscheidende Rolle bei der Bildung von Kollagen, einem Protein, das für die Struktur von Haut, Gewebe und Blutgefäßen wichtig ist. Vielen ist bekannt, dass Ascorbinsäure das Immunsystem stärkt und so dazu beiträgt, Infektionen und Entzündungen im Körper zu bekämpfen. Außerdem verbessert Vitamin C die Aufnahme von nicht-hämischem Eisen aus pflanzlichen Quellen. Eisen ist wichtig für die Bildung von Hämoglobin und kann bei der Vorbeugung von Eisenmangelanämie helfen, die sich negativ auf die Gesundheit des Verdauungstrakts auswirken kann.

Vitamin C und Skorbut

Während des Zeitalters der Entdeckungen, als Seefahrer wie Christoph Kolumbus, Ferdinand Magellan und James Cook die Welt erkundeten, wurden viele Besatzungsmitglieder der Schiffe aufgrund von Skorbut krank oder starben sogar daran. Die genauen Ursachen waren den Menschen damals unbekannt, aber sie erkannten die Verbindung zwischen bestimmten Lebensmitteln und der Verhinderung oder Heilung der Krankheit. Zum Beispiel entdeckten die Seefahrer, dass frisches Obst, insbesondere Zitrusfrüchte, dazu beitrug, Skorbut zu verhindern oder zu heilen. Die Isolierung und Identifizierung von Vitamin C als Heilmittel gegen Skorbut erfolgten erst im 20. Jahrhundert durch den ungarischen Biochemiker Albert Szent-Györgyi, der dafür 1937 den Nobelpreis für Physiologie oder Medizin erhielt.

Natürliche Quellen von Vitamin C sind Obst wie schwarze Johannisbeeren, Sanddorn, Hagebutten, Zitrusfrüchte, Mango, Guave, Kiwi und Ananas, Gemüse wie Gemüsepaprika, Tomaten, Spinat, Petersilie, Grünkohl, Brokkoli, Fenchel und Gartenkresse.

Die Tagesdosis sollte 1500 mg betragen – entweder durch die Ernährung oder in Kombination mit Nahrungsergänzungsmitteln.

Vitamin D

Vitamin D, das Sonnenvitamin, ist eigentlich ein Hormon. Lassen Sie Ihren Vitamin-D-Status kontrollieren! – nicht nur einmal, sondern regelmäßig. Ich erlebe es sehr oft, dass meine Klientinnen sehr niedrige Vitamin-D-Spiegel aufweisen, teilweise von unter 10 ng/ml. Sie fühlten sich schlapp, antriebslos und litten unter depressiven Verstimmungen. Leider werden manchmal bereits Medikamente verordnet, bevor der Vitamin-D-Spiegel untersucht wird.

Vitamin-D-Spiegel

normal: 40–80 ng/ml
leichter Mangel: 20–30 ng/ml
schwerer Mangel: weniger als 20 ng/ml

Vitamin D spielt als Hormon eine zentrale Rolle in Ihrem Stoffwechsel und wird mithilfe des Sonnenlichts gebildet. Trifft die Sonne auf unsere Haut, entsteht durch die UV-B-Strahlen und die Wärme Cholecalciferol, aus dem in der Leber das noch inaktive Calcidiol und in der Niere aktives Vitamin D, Calcitriol, gebildet wird. So entstehen ca. 90 Prozent dieses körpereigenen Stoffes, die restlichen 10 Prozent werden über die Nahrung abgedeckt, indem wir zum Beispiel fettreichen Fisch verzehren. Die Bildung des Vitamin D in der Haut wird durch diverse Faktoren beeinflusst – den Sonnenstand, die Höhe über dem Meeresspiegel, die Bewölkung, Smog oder Ozon, aber auch Fensterglas absorbiert nahezu alle UVB-Anteile im Sonnenlicht so wie auch Sonnencreme. Bereits Sonnenschutz mit LSF 8 behindert die Vitamin-D-Produktion erheblich, wobei man immer dem Schutz vor Hautkrebs größere Bedeutung beimessen muss.

Vitamin D hat viele Aufgaben in unserem Körper, es stärkt unter anderem die Muskeln, reguliert den Calcium- und Phosphathaushalt und ist somit am regelmäßigen Knochenauf- und abbau beteiligt. Fehlt Vitamin D, sinkt auch der Calciumspiegel und der Knochenstoffwechsel ist gestört. Bemerkbar kann sich ein niedriger Vitamin-D-Spiegel durch eine allgemeine Leistungsminderung, erhöhte Infektanfälligkeit, Muskelkrämpfe, aber auch Magen-Darm-Erkrankungen machen. Ein schwerer Vitamin-D-Mangel kann bei Kindern zu Rachitis und bei Erwachsenen zu Knochenerweichung führen. Auch als mögliche Ursache für eine Depression wird ein Vitamin-D-Mangel diskutiert.

Der Vitamin D-Spiegel ist von Ihrem Gesundheitszustand abhängig. Fehlt Ihnen nichts, ist ein Wert ab 40 ng/ml okay. Haben Sie eine chronische Erkrankung, sollte Ihr Wert mindestens bei 60 ng/ml liegen und bei Autoimmunerkrankungen wie zum Beispiel Neurodermitis, Psoriasis, Hashimoto oder Allergien kann ein Spiegel von 100 ng/ml sinnvoll sein.

Der Körper speichert Vitamin D im Fettgewebe, in den Muskeln und in der Leber. Lassen Sie Ihren Vitamin-D-Wert messen, wenn noch nicht geschehen, und dosieren Sie dann entsprechend. Sollten Sie Ihren Spiegel nicht messen lassen, aus welchem Grund auch immer, ist eine tägliche Einnahme von 2000 i. E. empfehlenswert.

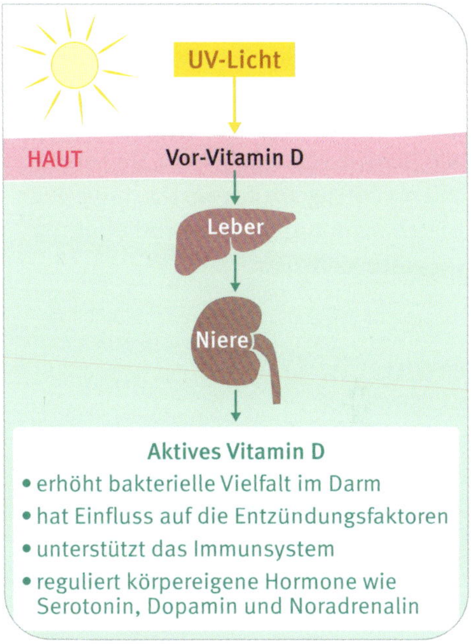

Aktives Vitamin D

Selen

Deutschland ist ein Selenmangelgebiet, weltweit leben sogar mehr als eine Milliarde Menschen mit einem Selenmangel. Warum ist das so erschreckend? Das Herz, das Gehirn und die Schilddrüse brauchen viel Selen. Letztere ist für die Produktion von Hormonen verantwortlich, die den Stoffwechsel, das Wachstum und die Energieproduktion regulieren. Selen ist essenziell für die Synthese und den Stoffwechsel von Schilddrüsenhormonen. Ein Mangel an Selen kann die Schilddrüsenfunktion beeinträchtigen und zu Symptomen wie Müdigkeit, Gewichtszunahme und Depressionen führen, die häufig auch in den Wechseljahren auftreten. Eine optimale Selenversorgung kann daher zur Aufrechterhaltung einer gesunden Schilddrüsenfunktion beitragen.

Aber wussten Sie, dass Selen noch viel mehr kann? Selen ist als Baustoff in der menschlichen DNA enthalten und wirkt antientzündlich. Als Immunmodulator ist es ein Mitochondrienaktivator, der sehr viele Immunprozesse aktiv unterstützt. Selen senkt die kardiovaskuläre Sterblichkeit, das Krebsrisiko und es schützt auch vor neurodegenerativen Erkrankungen wie Demenz und Alzheimer. Sie sollten 100 bis 200 µg am Tag als Natriumselenit zu sich nehmen, am besten 30 Minuten vor einer Mahlzeit.

Coenzym Q10

Coenzym Q10 oder auch Ubiquinon kommt in allen Zellen des Körpers vor, außer in den Erythrozyten. Es ist fettlöslich, vitaminähnlich und ist wichtig für den Energiestoffwechsel und als Antioxidans. Besonders hohe Konzentrationen findet man in Organen mit hohem Energiebedarf wie Herz, Leber, Nieren und Muskulatur. Coenzym Q10 ist essenziell und wird vom Körper selbst hergestellt, nur leider nimmt die Produktion mit steigendem Alter ab.

Da das Risiko für Herz-Kreislauf-Erkrankungen in den Wechseljahren durch den sinkenden Östrogenspiegel steigt, ergibt eine Einnahme von Coenzym Q10 Sinn, da es für die Energiegewinnung des Herzens relevant ist. Als Radikalfänger ist Ubiquinon zusätzlich ein Schutz vor der Alterung der Zellen und senkt die Sterblichkeit um 32 Prozent, wenn es ausreichend supplementiert wird.

Sie können täglich 100 mg Ubiquinol (das ist die aktivierte Form des Ubiquinons) zu sich nehmen. Sehr elegant geht das als Spray.

Omega-3-Fettsäuren

Seien Sie ehrlich – wie oft stand frischer Seefisch im letzten Monat auf Ihrem Speiseplan? Mit hundertprozentiger Sicherheit nicht oft genug. Dazu kommt, dass viele Frauen entweder keinen Fisch mögen oder komplett auf tierische Lebensmittel verzichten. Zusätzlich sind Fette als Nährstoffe vor ein paar Jahren in Verruf geraten, alle Welt hat die Fette als Wurzel allen ernährungsphysiologischen Übels ausgemacht.

Dabei haben Fette viel mehr Aufgaben, als nur die Aufnahme fettlöslicher Vitamine zu verbessern und uns Energie zu liefern. Vor allem zwei Fettsäuren haben enorm viele Aufgaben in unserem Körper: die langkettigen Omega-3-Fettsäuren Eicosapentaensäure und Docosahexaensäure, auch genannt EPA und DHA. Sie kommen im Fisch vor oder aber in Algen. Das Verhältnis von EPA zu DHA sollte 1:3 sein, so wie im Algenöl. Daneben gibt es noch die ebenfalls wichtige Alpha-Linolensäure, die natürlich im Leinöl enthalten ist, die jedoch EPA und DHA nicht ersetzen kann. Jeder braucht sie, egal ob in den Wechseljahren oder nicht, da sie vielfältige Aufgaben im Körper haben und antientzündlich wirken. Sie schützen so nicht nur das Herz und das Gefäßsystem, sondern verbessern den Energiestoffwechsel der Zellen. Alle Membranen im Körper, auch das Epithel im Darm, brauchen Omega-3-Fettsäuren.

Der Körper kann aus pflanzlichen Ölen nur schlecht Omega-3-Fettsäuren bilden, daher ist der direkte Verzehr von Seefisch, Meeresfrüchten, Algen oder entsprechenden Nahrungsergänzungsmitteln anzuraten. Für den Abbau von Omega-6-Fettsäure Linolsäure zu Arachidonsäure wird das gleiche Enzymsystem benötigt wie für den Abbau der Omega-3-Fettsäure Alpha-Linolensäure zu Eicosapentaensäure. Ist also viel Linolsäure vorhanden, kann entsprechend noch weniger Alpha-Linolensäure umgebaut werden.

Antientzündliche Wirkung

Aus Omega-3-Fettsäuren entstehen entzündungshemmende Substanzen, sogenannte Resolvine und Protectine, die akute Entzündungen regulieren und beenden können. Es ist wichtig, ein ausgewogenes Verhältnis von 5:1 zwischen Omega-3- und Omega-6-Fettsäuren in der Ernährung zu beachten, da die beiden wie Gegenspieler in unserem Körper agieren. Ein übermäßiger Verzehr von Omega-6-Fettsäuren, die zum Beispiel in Sonnenblumen-, Maiskeim- oder Sojaöl vorkommen, wirken eher entzün-

Umwandlung von Omega-3- bzw. Omega-6-Fettsäuren im Körper

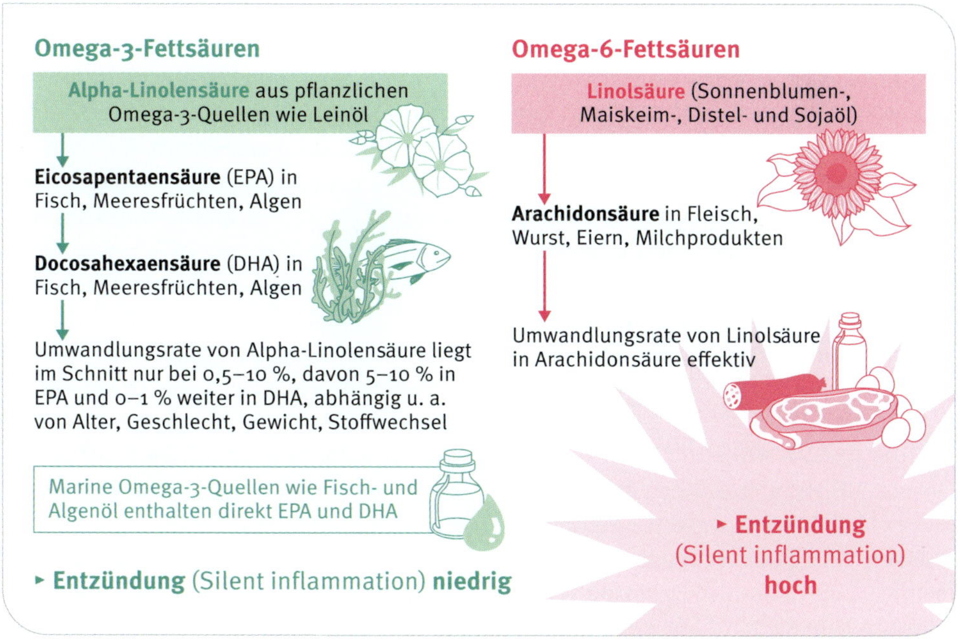

dungsfördernd, daher ist unbedingt eine höhere Zufuhr von Omega-3- zu Omega-6-Fettsäuren anzustreben. In Deutschland wird allerdings im Schnitt 15-mal soviel Omega-6 wie Omega-3 aufgenommen, worunter die körpereigene Regulation leidet.

Besonders wichtig in den Wechseljahren ist die hemmende Wirkung von Omega-3-Fettsäuren auf die Produktion entzündungsfördernder Zytokine (wie TNF-alpha, Interleukin-6), die bei sinkendem Östrogen vermehrt gebildet werden. Sie verbessern zusätzlich die Zellmembranfluidität, was eine ausgeglichene Zellkommunikation und Immunregulation fördert und können oxidativen Stress – ein weiterer Faktor, der Wechseljahresbeschwerden verstärken kann – reduzieren.

Immunsystemmodulation

Omega-3-Fettsäuren können das Immunsystem modulieren, indem sie die Aktivität bestimmter Immunzellen beeinflussen. Eine ausgewogene Immunantwort ist wichtig, um die Entzündungen im Körper zu kontrollieren und eine Überreaktion des Immunsystems zu verhindern.

Schutz der Darmbarriere

Omega-3-Fettsäuren können die Integrität der Darmbarriere unterstützen und so einem Leaky Gut vorbeugen, einem löchrigen, durchlässigen Darm, durch den Schadstoffe in die Blutbahn eindringen können. Eine gesunde Darmbarriere ist wichtig, um das Eindringen von schädlichen Substanzen und Bakterien in das Gewebe zu verhindern. Mit steigendem Alter ist die Darmbarriere oft beeinträchtigt, und Omega-3-Fettsäuren können dazu beitragen, sie zu stärken. Je mehr Omega-3-Fettsäuren Sie zu sich nehmen, desto besser werden generell Nährstoffe vom Körper aufgenommen.

Reduktion von freien Radikalen

Omega-3-Fettsäuren haben antioxidative Eigenschaften, die dazu beitragen können, freie Radikale im Körper zu neutralisieren. Freie Radikale können Zellschäden verursachen und die Entzündungen verschärfen.

Verbesserung des Lipidprofils

Omega-3-Fettsäuren können auch das Lipidprofil im Blut verbessern, was insbesondere in den Wechseljahren, wenn das Risiko für Herz-Kreislauf-Erkrankungen durch den schleichenden Östrogenmangel steigt, von Bedeutung sein kann.

Auch beim regelmäßigen Verzehr von frischem Seefisch 2- bis 3-mal in der Woche ist ein ausreichender Spiegel an EPA und DHA kaum zu erreichen. Es ist wichtig, pflanzliche Öle mit hohem Omega-6-Anteil eher zu vermeiden. Gerade in Margarinen und industriell hergestellten Nahrungsmitteln findet sich oft Sonnenblumenöl, da es geschmacksneutral ist.

Zu bevorzugen sind hochwertige Öle wie Lein- oder Algenöl, aber auch Chiasamen sind eine gute Omega-3-Quelle.

Sie sollten bis zu 300 mg pro Tag zu sich nehmen und wenn Sie supplementieren, dann nehmen Sie Algenöl. Sie kombinieren Omega-3-Öle idealerweise mit einer Mahlzeit, um die Aufnahme der Fettsäuren in den Körper zu verbessern. Bei der Substitution ist unbedingt auf die Qualität zu achten, denn Fischöl kann mit Schwermetallen wie Quecksilber belastet sein. Des Weiteren ist ein ausreichender Gehalt an Omega-3-Fettsäuren für die Wirkung entscheidend. Alternativ gibt es auch Algenöle, gerade auch bei vegetarischer oder veganer Ernährung, die ebenfalls reich an DHA und EPA sind, aber gleichfalls mit Schadstoffen belastet sein können.

Die wichtigsten Nährstoffe im Überblick

Auf folgende Nährstoffe sollten Sie in den Wechseljahren achten:

- Magnesium
- Calcium
- Eisen
- Vitamin-B-Komplex
- Vitamin C
- Vitamin D
- Selen
- Coenzym Q 10
- Omega-3-Fettsäuren

Darmgesundheit und Probiotika

Der Darm ist weit mehr als nur Verdauungsorgan – er ist zentrale Schaltstelle für Ihre Gesundheit und spielt eine große Rolle in der Regulierung des Hormonhaushalts.

Neueste wissenschaftliche Erkenntnisse und Studien rücken das Darmmikrobiom, also die Gesamtheit der Darmbakterien, in den Fokus, wenn es um hormonelle Balance und deren Auswirkungen auf unsere körperliche und seelische Gesundheit geht.

Das Darm-Mikrobiom: eine komplexe Gemeinschaft

Ihr Mikrobiom besteht aus Billionen Mikroorganismen, wiegt um die 2 Kilogramm und ist in der Zusammensetzung so einzigartig wie Ihr Fingerabdruck. Etwa 300 verschiedene Arten von Mikroorganismen besiedeln Ihren Darm, leben in Symbiose und beeinflussen zahlreiche körperliche Prozesse. Sie entscheiden, welche Nährstoffe aufgenommen und welche ausgeschieden werden, regulieren das Immunsystem und wirken sich sogar auf Ihr Körpergewicht aus. Ein ausgewogenes Mikrobiom – mit einer deutlichen Mehrheit an guten, förderlichen Bakterien – ist essenziell für Ihre Gesundheit. Eine Störung dieses Gleichgewichts kann chronisch-entzündliche Darmerkrankungen, Lebensmittelunverträglichkeiten, Autoimmunerkrankungen und psychische Beeinträchtigungen begünstigen sowie Wechseljahressymptome deutlich verstärken. Im Umkehrschluss können typische Beschwerden der Menopause gezielt durch die Gabe von speziellen Probiotika deutlich gelindert werden. Das ist auch schon deshalb sinnvoll, weil die Vielfalt des Mikrobioms mit dem Alter abnimmt.

Hormonzentrale Darm: Wie Bakterien Ihre Hormone steuern

Ihr Darm und Ihr Gehirn stehen über den zehnten Hirnnerv, den Nervus vagus, in engem Austausch. Es ist faszinierend, wenn man sich bewusst macht, dass das Gehirn aus dem Darm entstanden ist und deshalb beide ein Nervensystem besitzen, mit den gleichen Rezeptoren und Botenstoffen. Das enterale Nervensystem, Stoffwechselprodukte von Darmbakterien und Hormone sind die Kommunikationsmittel zwischen Ihrem Darm, Ihrem Gehirn und anderen Organen. Interessanterweise werden viele Hormone direkt im Darm produziert, darunter die Glückshormone Dopamin und Serotonin sowie das Schlafhormon Melatonin, die im Gehirn wirken. Diese Botenstoffe beeinflussen Ihr Wohlbefinden, Ihre Stimmung und sogar Ihren Schlaf.

Besonders spannend ist der Einfluss der Darmbakterien auf das Östrogen, eines der wichtigsten Sexualhormone und Hauptakteure in den Wechseljahren. Ein gesundes Mikrobiom stellt sicher, dass das Enzym ß-Glucuronidase in ausreichender Menge vorhanden ist, um den Östrogenspiegel im Körper zu regulieren. ß-Glucuronidase spaltet Glucuronsäure von zur Ausscheidung vorbereitetem Östrogen ab, sodass das Hormon wieder aktiv ist, wieder in den Blutkreislauf gelangt und so den Östrogenspiegel erhöht. Ist das Mikrobiom gestört, kann dies zu einer Unter- oder Überversorgung mit Östrogen führen – mit potenziell gravierenden Folgen wie Endometriose, Brustkrebs, dem Polyzystischen Ovarsyndrom (PCOS) oder der Östrogendominanz in der Perimenopause.

Hormone: kleine Boten mit großer Wirkung

Hormone sind chemische Botenstoffe, die lebenswichtige Prozesse wie Stressbewältigung, Schlaf, Stoffwechsel und Fortpflanzung regulieren. Wobei gerade die Sexualhormone so viel mehr Bedeutung haben als nur die Erhaltung der Gattung Mensch.

Ein paar Beispiele für Hormone:

- Adrenalin: Gibt Ihnen in Stresssituationen die Power für »Kampf oder Flucht«.
- Cortisol: Unterstützt Ihren Stoffwechsel und aktiviert morgens Ihr System – auch bekannt als Stresshormon.
- Dopamin und Serotonin: Glückshormone, die Ihre Stimmung aufhellen und Sie sich entspannt fühlen lassen.
- Endorphine: körpereigene Schmerzstiller, die Sie durchhalten lassen, wenn es drauf ankommt.
- Insulin: kümmert sich um Ihre Energieversorgung, indem es Zucker aus Ihrem Blut in die Zellen schleust.
- Melatonin: der Taktgeber für den Tag-Nacht-Rhythmus, produziert in der Zirbeldrüse und im Darm aus Serotonin.
- Östrogen und Testosteron: die Sexualhormone, die Ihr Aussehen, Lustempfinden und Ihre Fortpflanzungsfähigkeit beeinflussen.

Die Verbindung zwischen Östrogen und Mikrobiom

Ein gesunder Östrogenhaushalt ist entscheidend für viele körperliche Funktionen, von der Herz-Kreislauf-Gesundheit über die Knochendichte und den Energiestoffwechsel des Gehirns bis hin zur Hautelastizität. Der Teil des Mikrobioms, der mit dem Östrogenstoffwechsel in Verbindung steht, wird Östrobolom genannt. Die wichtigsten Bakteriengattungen dabei sind Bifidobacterium, Clostridium und Lactobacillus. Studien zeigen, dass ein unausgewogenes Mikrobiom die Funktion des Östroboloms beeinträchtigen und so das Risiko für Krankheiten wie Osteoporose, Herz-Kreislauf-Erkrankungen und Adipositas erhöhen kann. Ungesunde Ernährung, Antibiotika und hormonelle Verhütungsmittel können das Östrobolom negativ beeinflussen.

Eine bewusste Lebensweise mit einer ballaststoffreichen Ernährung und der gezielten Einnahme von qualitativ hochwertigen Multispezies-Probiotika kann helfen, die Balance wiederherzustellen. Ein Multispezies-Probiotikum enthält lebende Mikroorganismen mehrerer Bakterienstämme, die nicht zur gleichen Art gehören und so durch Ansiedlung im Darm das Mikrobiom unterstützen und die Vielfalt (Diversität) erhöhen.

Warum der Darm eine Schlüsselrolle spielt

Die Menopause bringt nicht nur hormonelle Veränderungen mit sich, sondern beeinflusst auch das empfindliche Gleichgewicht des Darm-Mikrobioms. Altersbedingt nimmt die Anzahl der Laktobazillen ab, was zu einer pH-Wert-Erhöhung im Darm und damit zu einer Dysbalance führt. Bleibt dieses Ungleichgewicht unter den Bakterien länger bestehen, wird auch die Darmschleimhaut in Mitleidenschaft gezogen, es kann sich ein Leaky Gut entwickeln, was dazu führt, dass permanent Stoffe wie unverdaute Nahrungsbestandteile, Toxine oder Bakterien, die eigentlich ausgeschieden werden sollten, in den Blutkreislauf gelangen. Das Immunsystem reagiert darauf mit einer entzündlichen Reaktion und einer weiteren Erhöhung der Durchlässigkeit der Darmschleimhaut. Jetzt drohen Nahrungsmittelunverträglichkeiten oder Autoimmunerkrankungen als Folge chronischer Entzündungsprozesse, die die Beschwerden der Wechseljahre wiederum verstärken – ein Teufelskreislauf.

Hier setzt ein geeignetes, qualitativ hochwertiges Probiotikum an: Es enthält gezielt ausgewählte Bakterienstämme, die das Mikrobiom unterstützen, Entzündungen regulieren und die Hormonregulation fördern.

Eine Studie im Fokus

Eine im Jahr 2024 veröffentlichte Studie[2] untersuchte die Wirkung des Multispezies-Probiotikums Omni-Biotic Aktiv auf Frauen in der Menopause. Über einen Zeitraum von acht Wochen nahmen 139 Teilnehmerinnen zweimal täglich das Probiotikum ein und hielten ihre Menopausen-Beschwerden vor und nach der Einnahme des Probiotikums in einem Fragebogen fest.

Die Ergebnisse sprechen für sich:

- 58 Prozent der Frauen berichteten von einer deutlichen Reduktion von Hitzewallungen, 47 Prozent von der Reduktion von Hitzewallungen.
- 61 Prozent der Frauen waren deutlich weniger müde, bei 66 Prozent wurde das vermehrte Schlafbedürfnis gesenkt.
- Mehr als die Hälfte der Frauen erlebten eine deutliche Verbesserung des Hautbildes und der Haarbeschaffenheit sowie eine Reduktion von Haarausfall.
- Mehr als die Hälfte der Probandinnen spürte eine Reduktion von Muskel- und Gelenkschmerzen sowie der Muskelkraftabnahme.
- Physische Beschwerden wie Herzrasen wurden gelindert, die Libido gesteigert und trockene Augen reduziert.
- Weitere physische Beschwerden wie Kopfschmerzen und Blasenschwäche wurden bei einem Großteil der Frauen spürbar reduziert.

Was bedeutet das in der Menopause?

Die Ergebnisse der Studie zeigen, dass ein gesunder Darm weit mehr ist als nur eine gute Verdauung. Er kann entscheidend dazu beitragen, menopausale Beschwerden zu lindern und die Lebensqualität zu verbessern. Die Verbindung von Darmgesundheit und Hormonhaushalt wird immer deutlicher – und gibt uns die Möglichkeit, unseren Körper ganzheitlich zu unterstützen, denn ein gesunder Darm ist das A & O.

Wenn ich Ihnen statt der Fülle an Tipps hier in dem Ratgeber nur einen einzigen geben dürfte, dann würde ich Ihnen ans Herz legen, den Fokus auf den Darm und ein gesundes Mikrobiom zu legen. Ist der Darm nicht in Balance, nützen Nahrungsergänzungen, bioidentische Hormone und pflanzliche Mittel nicht viel, da die Aufnahme dieser Bausteine nicht vollständig erfolgen kann. Die Darmgesundheit ist die Basis, das Fundament. Die erwähnte Studie (siehe oben) ist der Beweis, dass die Darmbakterien Wechseljahresbeschwerden schon deutlich lindern können. Aber darüber hinaus ist die Darmgesundheit auch entscheidend für die Prävention und damit ein Joker für das gesunde Altern.

Die Qualität ist entscheidend

Was macht ein gutes Probiotikum aus?

- Multispezies-Formulierung: Enthält mehrere Bakterienstämme mit unterschiedlichen Funktionen, z. B. Lactobacillus, Bifidobacterium und Enterococcus.
- Ausreichend hohe Keimzahl: Mindestens 10 Milliarden koloniebildende Einheiten (KBE) pro Dosis, besser 20–50 Milliarden KBE.
- Wissenschaftlich geprüfte Stämme: Enthält gut erforschte, klinisch getestete, humane Bakterienstämme mit nachgewiesener Wirkung.
- Magensäureresistenz und Darreichungsform: Spezielle Stämme, die genetisch resistent gegenüber Magensäure sowie Gallen- und Pankreassekret sind, damit die Bakterien lebend den Darm erreichen.
- Präbiotische Unterstützung: Enthält eine präbiotische Matrix (z. B. Inulin, FOS), durch welche die Bakterien genährt werden.
- Frei von unnötigen Zusätzen: Keine künstlichen Farb-, Geschmacks- oder Konservierungsstoffe, Gluten, tierisches Eiweiß, Zucker oder Füllstoffe.
- Gute Haltbarkeit und Stabilität: Stabilität bei Raumtemperatur (gefriergetrocknet).

Einfluss auf das Wohlfühlgewicht

Viele Frauen bemerken, dass sich in den Wechseljahren schleichend immer mehr Kilos auf ihre Hüften mogeln. Die Muskelmasse nimmt mit dem Alter ab, was zu einem abnehmenden Grundumsatz führt. Das ist die Energie, die der Körper im Ruhezustand verbraucht, um alle Körpervorgänge am Laufen zu halten. Dadurch sinkt der tägliche Kalorienbedarf. Essen Sie weiter so wie vorher, kommen Sie in einen Kalorienüberschuss und nehmen kontinuierlich zu.

Es kann aber noch einen weiteren Grund für eine Gewichtszunahme geben – Ihre Darmbakterien. Die beeinflussen nicht nur Ihre körperliche und mentale Gesundheit, sondern auch Ihr Gewicht. Es gibt zwei Bakterienstämme, die den Zeiger der Waage beeinflussen: Bacteroidetes und Firmicutes. Diese Bakterienstämme sollten in einem ausgeglichenen Verhältnis von 1:1 zueinander stehen.

Bacteroidetes verkapseln unverbrauchte Kohlenhydrate, wodurch diese mit dem Stuhl ausgeschieden werden können. Firmicutes dagegen holen selbst aus unverdaulichen Kohlenhydraten noch Kalorien heraus und speichern sie, wodurch das Gefühl entsteht, zuzunehmen, obwohl man gar nicht übermäßig isst. Es gibt spezielle, hochwertige Multispezies-Probiotika, die das Gleichgewicht zwischen diesen beiden Bakterienstämmen zugunsten der Bacteroidetes verschieben können. Sinnvoll ist eine Kombination mit Apfelpektin, was als Nahrung für die Darmbakterien dient und gleichzeitig durch die Quellwirkung sättigend wirkt.

Entspannung und Schlaf

Stress ist ein großer Risikofaktor für Ihre Gesundheit und ein Beschleuniger des Hormonchaos der Wechseljahre. Entspannung ist so wichtig!

»Ich bin so im Stress!« – Wer das nicht von sich sagen kann, wird in unserer Gesellschaft schief angeschaut. Die Extraschicht auf der Arbeit – kein Thema! Familienfeste, Arztbesuche, Geschenke besorgen? Klar, übernehme ich. Immer frisch und gesund gekocht, zwei Mal pro Woche Hatha Yoga und Pilates und die Nägel immer hübsch manikürt. Das ist doch wohl das Mindeste. Und das bisschen Haushalt, das macht sich doch sowieso von allein …

Stress ist das neue Rauchen – zumindest was die Gefahr für Herz und Gefäße angeht. Dass negativer Stress und ein permanentes Zuviel nicht gut für Sie sind, das ist Ihnen sicherlich bekannt, nicht aber wie groß die gesundheitlichen Schäden tatsächlich sind.

Steinzeit meets Neuzeit

Ihr Stoffwechsel ist noch immer steinzeitlich, das bedeutet, dass Sie in unserer Neuzeit nicht artgerecht leben. Ihr Reptiliengehirn, das für Ihr reflexartiges Verhalten in lebensbedrohlichen Situationen zuständig ist, wird in der Neuzeit viel zu häufig durch Stress stimuliert. Konzipiert für echte Lebensgefahr durch beispielsweise ein Mammut, reagiert das Reptiliengehirn heutzutage auch auf den Druck bei der Arbeit oder den Streit mit dem Partner, obwohl keine akute Gefahr für Leib und Leben besteht.

Ob Mammut oder nervige Schwiegermutter, der körperliche Effekt ist der gleiche. Wird das Reptiliengehirn aktiviert, hat der Verstand Pause. Das ergibt auch

Sinn, denn Sie sollten in akuter Gefahr nicht mehr überlegen, welche Fellfarbe das Mammut nun hat oder ob Sie lieber rechts oder links abbiegen könnten, sondern es gilt einzig und allein »Fight or Flight« – »Angriff oder Flucht«.

Heutzutage greifen Sie zwar weder den Chef mit der Keule an noch flüchten Sie vor einer kniffligen Aufgabe, aber der körperliche Effekt in Ihrem Körper ist noch wie bei Fred Feuerstein. Stresshormone wie Adrenalin und Cortisol werden ausgeschüttet, der Blutdruck steigt, die Muskeln werden stärker durchblutet, das Herz schlägt schneller, die Pupillen verengen sich und Ihre Verdauung wird eingestellt.

Das hat auf Dauer Folgen. Der Ausspruch »Ich bin sauer« kommt nicht von ungefähr. Chronischer Stress übersäuert Ihr Bindegewebe mit der Folge, dass das eigentlich flüssige Gewebewasser eindickt und gelartig wird. Dadurch wird der Transport von Nährstoffen und Schlacken, die beim Zellabbau übrigbleiben, behindert und der Stoffwechsel gerät immer mehr in Schieflage. Durch die Übersäuerung wird gleichzeitig das Blut dicker. In der Kombination der durch die Stresshormone verengten Gefäße kann es zu Arteriosklerose kommen, was die Gefahr für einen Herzinfarkt oder Schlaganfall erhöht. Und in den Wechseljahren ist Ihr Risiko für Herz-Kreislauf-Erkrankungen durch den sinkenden Östrogenspiegel ja sowieso schon erhöht.

Eine Übersäuerung belastet aber nicht nur Ihren Stoffwechsel, sondern auch Ihre Psyche. Es kommt zu Stimmungsschwankungen, Aggressivität und übler Laune. Menschen, die viel Stress haben, ernähren sich häufig schlechter und der Konsum von Genussmitteln wie Kaffee oder Alkohol steigt an. Oder schlechte Angewohnheiten nehmen überhand, so wie das Rauchen oder das Essen von Chips und Süßigkeiten. Für einen kurzen Moment befriedigt Sie der »Lückenbüßer« durch die Ausschüttung von Glückshormonen wie Dopamin und Serotonin, doch meist meldet sich nach einer kurzen Zeit das schlechte Gewissen. Durch diese Belastung Ihres Körpers mit zu viel Zucker, Zusatzstoffen und Giftstoffen wird Ihr Stoffwechsel gebremst und gleichzeitig noch mehr übersäuert.

Bei Menschen, die Beziehungsstress haben, heilen Wunden schlechter – das wurde in Studien herausgefunden. Grund dafür ist die schlechtere Sauerstoffversorgung des Körpers. Durch Stress verändert sich Ihre Atmung, sie wird flacher und schneller. So gelangt weniger Sauerstoff in den Körper. Ihre Zellen brauchen jedoch für die Energiegewinnung Sauerstoff, da es sich um eine (Fett-)Verbrennung handelt. Und Sie wissen selbst, was mit einer Kerze im Vakuum passiert – sie geht aus, denn Verbrennung braucht Sauerstoff.

Chronischer Stress kann eine so starke Belastung für Ihr Herz-Kreislauf-System sein, dass irrtümlich diagnostiziert wird, Sie hätten eine organische Erkrankung. Bluthochdruck und Arrhythmien können organische Ursachen haben oder aber ein Stresssymptom sein. Die Behandlungen unterscheiden sich grundlegend, da es wichtig ist, bei Stresspatientinnen und -patienten die Entspannung in den Fokus zu stellen. Das Notprogramm, das Ihr Körper abspult, wenn er sich durch Stress in Gefahr sieht, sorgt dafür, dass Blut und Sauerstoff aus den Verdauungsorganen abgezogen werden, da die Verdauung bei Lebensgefahr unwichtig ist. Der Nahrungsbrei bleibt erst einmal liegen, da die Tätigkeit des Verdauungssystems auf ein Minimum reduziert wird. Im besten Fall sorgt das für Magendrücken und Übelkeit, im schlimmsten Fall möchte der Körper den Nahrungsbrei schnell loswerden und es kommt zu Erbrechen oder Durchfall. Auch hier kann man altbekannten Sprichworten wie »Das schlägt mir auf den Magen« oder »Ich habe Schiss« Glauben schenken. Die Verbindung zwischen unseren Emotionen im Gehirn und unserem Verdauungstrakt ist enger, als jahrelang angenommen wurde. Als Folge der unausgewogenen Ernährung, der Übersäuerung und der Magen-Darm-Beschwerden verändert sich das Mikrobiom unter chronischem Stress. Die Darmwand wird durchlässiger, es kommt zum Leaky Gut, wodurch das Immunsystem aktiviert wird und es zu Silent Inflammations im Körper kommt. Diese stillen Entzündungen sind die Ursache für chronische Erkrankungen und beschleunigte Alterungsprozesse. Durch das veränderte Mikrobiom wird weniger Serotonin gebildet, das ist allerdings die Vorstufe zum Melatonin, unserem Schlafhormon. So ist auch nachts die notwendige Erholung in Gefahr, was die Abwärtsspirale noch beschleunigt.

Entspannung – aber wie?

Das Wichtigste ist, dass Ihnen erst einmal bewusst wird, dass Sie auf zu vielen Hochzeiten tanzen, dass Sie es nicht allen recht machen müssen, dass Ihre Entspannungsphasen zu kurz sind und es Ihr Körper eben nicht einfach wegsteckt, permanent unter Strom zu stehen.

Soforthilfe

Die wirksamste Hilfe ist so banal. Gehen Sie raus. Erden Sie sich. Atmen Sie. Machen Sie eine Pause ohne Ablenkung. Niemand ist so unabkömmlich, dass er immer erreichbar sein muss. Das ist nur Ego-Geplapper, worüber wir unseren Selbstwert fälschlicherweise definieren. Also Mobiltelefon aus und raus in die Natur. Bewegung, Sauerstoff und das Eintauchen ins Grüne sind so effektiv, dass es das Waldbaden in Japan sogar auf Rezept gibt.

Körperreisen

In den Wechseljahren wird Ihnen der eigene Körper manchmal fremd. Es fühlt sich so an, als würden Sie den Kontakt zu sich selbst verlieren. Das ist normal, das geht vielen Frauen so. Durch das Erkunden des eigenen Körpers mit bewusster, achtsamer Vorstellungskraft, wird es einfacher, den eigenen Körper wiederzuerkennen. Durch die Fokussierung auf Empfindungen, Atem und Energie in verschiedenen Körperregionen entsteht eine tiefgreifende Verbindung zwischen Geist und Körper. Körperreisen ermöglichen nicht nur eine bewusste Wahrnehmung physischer Empfindungen und Blockaden, sondern eröffnen auch einen Raum für Selbstreflexion, Heilung und die Entfaltung eines tieferen Verständnisses für das eigene Sein, das ja in den Wechseljahren oftmals in Frage gestellt wird.

Vagusatmung

Sie atmen ca. 23 000-mal pro Tag, das sind im Durchschnitt 16 Atemzüge pro Minute. Da Atmung ein lebensnotwendiger Reflex ist, passiert die Atmung bis auf wenige Ausnahmen nebenbei. Einfach so, unbewusst. Dabei ist jeder Atemzug so viel mehr als nur der reine Sauerstoffaustausch.

Über 20 000-mal am Tag erinnert Sie Ihr Körper daran, dass Sie leben. Jeder Atemzug ist ein Geschenk und ein Moment der Verbindung mit Ihnen Selbst. Gerade in der Lebensmitte kann sich Ihre Atmung je nach Stresslevel, Hormonlage und Fitnesszustand verändern, da Ihr Körper sensibler auf innere und äußere Veränderungen reagiert. Oftmals atmen Sie zu flach oder zu hektisch, was Ihren Körper stresst. Im Umkehrschluss können Sie die bewusste Atmung, wie beispielsweise die Vagusatmung, dazu nutzen, gezielt zu entspannen.

Die Vagusatmung, auch als diaphragmatische Atmung bekannt, ist eine spezifische Art des Atmens, bei der die Atmung tief in den Bauchraum verlagert wird. Diese Art des Atmens kann den 10. Hirnnerv, den Vagusnerv, einen wichtigen Bestandteil des parasympathischen Nervensystems, stimulieren, der ja einen direkten Einfluss auf die Entspannung hat. Die Vagusatmung führt über die Aktivierung des Vagusnervs zu einer Reduzierung des Stresshormons Cortisol. Auch Schmerzen können durch eine tiefe und gleichmäßige Atmung gelindert werden, nicht umsonst wird bei Geburten die richtige Atemtechnik von Müttern als sehr hilfreich empfunden.

Alle Entspannungstechniken nutzen die bewusste, kontrollierte Atmung, um das Nervensystem auszubalancieren und den Geist zu beruhigen.

Meditation

Der Kopf ist voll mit To-dos, die Aufgaben werden nicht weniger und das Gehirn fährt Karussell. Sie wünschen sich

Ihre Körperreise Schritt für Schritt

Eine Körperreise bringt Sie in wenigen Minuten zurück in Ihren Körper und kann bei regelmäßiger Praxis dabei helfen, sich mit seinem veränderten Körper anzufreunden und ihn zu akzeptieren.

1. Vorbereitung:
Setzen oder legen Sie sich in eine bequeme Position und schließen Sie Ihre Augen, um sich auf die innere Erfahrung zu konzentrieren. Beginnen Sie mit einigen tiefen Atemzügen, um sich zu entspannen.

2. Bewusste Entspannung:
Lenken Sie nun Ihre Aufmerksamkeit auf den gesamten Körper und spüren Sie nach, ob es irgendwo Anspannungen oder Blockaden gibt. Mit jedem Ausatmen lassen Sie diese Spannungen los.

3. Fokus auf den Herzbereich:
Legen Sie nun Ihre Hände auf Ihr Herz. Spüren Sie, wie sich Ihre Brust bei jedem tiefen Atemzug hebt und senkt. Lenken Sie Ihre gesamte Aufmerksamkeit nun auf Ihr Herz und stellen Sie sich vor, wie dieser Bereich von einer sanften, beruhigenden Energie umgeben ist.

4. Visualisation von Licht oder Wärme:
Nun stellen Sie sich vor, wie sich in Ihrer Brust ein warmes, helles Licht ausbreitet. Dieses Licht repräsentiert Heilung und Wohlbefinden.

5. Beachtung von Empfindungen:
Welche Empfindungen nehmen Sie nun wahr? Achten Sie auf jegliche Wärme, Kühle oder andere Empfindungen, die sich zeigen.

6. Dankbarkeit und Heilung:
Jetzt senden Sie liebevolle Gedanken und Dankbarkeit an Ihr Herz und visualisieren, dass es gesund und ausgeglichen ist. Diese Liebe und Dankbarkeit lassen Sie durch den gesamten Brustraum strömen.

7. Atemfokus:
Konzentrieren Sie sich nun auf den Atem im Brustbereich. Atmen Sie tief und ruhig ein und aus, wobei Sie sich vorstellen, wie frische Energie mit jedem Atemzug in die Lunge fließt.

8. Abschluss:
Langsam kehren Sie mit der Aufmerksamkeit in den physischen Körper zurück. Sie können spüren, wie sich die entspannende Energie im gesamten Körper ausbreitet. Danach öffnen Sie langsam die Augen und kommen in Ihrem Tempo im Hier und Jetzt wieder an.

Extratipp: Nutzen Sie ätherische Öle!
Wenn Sie noch mehr Sinne während der Körperreise ansprechen möchten, eignen sich ätherische Öle, um noch tiefer zu entspannen. Geben Sie 1 bis 2 Tropfen Patchouli, Lavendel oder Vetiver in die Handflächen, verreiben Sie sie und legen Sie die Hände wie einen Trichter über Mund und Nase. Nun atmen Sie mehrmals ruhig und tief ein und aus.

Vagus-Atemübung Schritt für Schritt

Sitz- oder Liegeposition:
Setzen Sie sich in eine bequeme Position oder legen Sie sich hin. Dabei entspannen Sie die Schultern und schließen sanft die Augen, wenn Sie mögen.
Tiefe Atmung:
Nun atmen Sie tief durch die Nase ein, füllen den Bauch mit Luft und lassen dann die Luft langsam durch den Mund ausströmen. Konzentrieren Sie sich darauf, dass der Atem tief in Ihren Bauchraum gelangt und flache Brustatmung vermieden wird.
Verlängerte Ausatmung:
Die Ausatmung wird betont, indem sie länger ist als die Einatmung. Dazu zählen Sie langsam bis vier oder mehr beim Ausatmen. Dies kann dazu beitragen, das parasympathische Nervensystem zu aktivieren.
Achtsamkeit auf Ihren Bauch:
Ihre Aufmerksamkeit richten Sie auf Ihren Bauch. Sie können dafür visualisieren, wie sich mit jedem Ihrer Atemzüge eine entspannende Wärme in Ihrem Bauch ausbreitet.
Positive Visualisierung:
Jetzt stellen Sie sich vor, wie sich Stress und Spannung aus Ihrem Bauchraum lösen. Hier können Sie visualisieren, wie eine beruhigende Energie oder ein helles Licht diesen Bereich durchdringt und eine heilende Wirkung entfaltet.
Beruhigende Affirmationen:
Diese Art der Atmung lässt sich gut mit beruhigenden Affirmationen kombinieren. Dafür wiederholen Sie leise in Gedanken: »Ich bin genug« oder »Ich wertschätze mich und meinen Körper in Liebe.«
Wiederholung:
Diese Atemübung wiederholen Sie für 5 bis 10 Minuten oder so lange, wie es angenehm ist. Besonders in Zeiten von Stress sollten Sie diese Übung täglich wiederholen.

Ruhe im Kopf und eine bewusste Auszeit für sich selbst? Dann sollten Sie Meditationen für sich ausprobieren. Ich weiß, was Sie jetzt denken: »Dafür habe ich doch nicht auch noch Zeit.« Es muss ja nicht immer eine 30- bis 60-minütige Meditation sein, es reichen oftmals wenige Minuten der inneren Ruhe und des »einfach nur Seins«.

Auch wenn Sie zu den Frauen gehören, deren Papagei im Kopf bei bewusster Entspannung erst Recht aufdreht, lesen Sie bitte weiter. Denn Meditation ist nicht nur der tibetische Mönch im Kloster, der stundenlang in Stille verharrt, um Erleuchtung zu erfahren. Es gibt so viele Arten von Meditation, da ist für jede was dabei. Sie können eine geführte Meditation nutzen, sich auf einen Gegenstand wie eine Kerzenflamme fokussieren, in Bewegung meditieren oder sich auch in die Stille zurückziehen – ganz wie es sich gut anfühlt für Sie. In meinen Meditationen, die ich bei meinen Klientinnen nutze, kombiniere ich Musik mit Affirmationen (bejahende Aussagen), was sie sehr wirkungsvoll macht. Je entspannter Sie sind, desto besser nimmt Ihr Unterbewusstsein die positiven Sätze auf – deshalb kombiniere ich beide Techniken. Im Durchschnitt haben wir 60 000 bis 80 000 Gedanken am Tag, es ist also fast nie Ruhe im Gehirn. Diese Gedankenwelt ist eng mit unseren Gefühlen und Handlungen verbunden. Oftmals überwiegen die negativen Gedanken, was auf lange Sicht zu Depressionen und schwerwiegenden psychischen Erkrankungen führen kann.

Affirmationen sind ein effektiver Weg, um motivierende Gedanken und ein gesundes Selbstbild zu kreieren. Durch Wiederholungen visualisieren Sie Ihre positive Zielformulierung. Haben Sie Ihr Ziel klar vor Augen, wirkt es realer und damit greifbarer. Indem Sie sich immer wieder an Ihre Ziele und Wünsche erinnern, holen Sie sie in die Gegenwart und verändern langfristig Ihre Einstellung zu ihnen. Sie wirken zum Greifen nahe, Sie glauben an die Verwirklichung und sind so gewillt, für Ihre Ziele mutig nach vorne zu gehen.

Mediation »Mitten im Wechsel«

Am besten hören Sie meine Meditation zweimal am Tag, morgens und abends, denn da ist das Unterbewusstsein am aufnahmefähigsten. Den Link finden Sie im Anhang (Seite 131). Nutzen Sie gerne die Phasen kurz nach dem Aufwachen und kurz vor dem Einschlafen. Natürlich können Sie sich meine Meditation auch zu anderen Zeiten gönnen – das Tun ist hier wichtiger als das Wann. Sorgen Sie dafür, dass Sie keiner stört und machen Sie aus diesen wenigen Minuten für sich ein tägliches Ritual. Um den positiven Effekt meiner Meditation noch zu verstärken, machen Sie vor der eigentlichen Meditation eine Dankbarkeitsübung, indem Sie sich fragen »Für wen oder was bin ich dankbar in meinem Leben?« oder aber täglich 3 Dinge aufschreiben, für die Sie aus tiefstem Herzen dankbar sind. So agieren Sie aus Dankbarkeit und Fülle, nicht aus Mangel. Vielleicht möchten Sie die Affirmationen, die für Sie am besten passen, noch in anderer Weise verwenden? Aufgeschrieben und aufgehängt, erinnern Sie sich auch über den Tag an Ihr Ziel. In meiner Meditation verwende ich die zweite Person Singular (»Du«), da es sich um ein Audio, eine Aufnahme handelt. Nutzen Sie die Affirmationen in der ersten Person Singular (»Ich«).

Affirmationen für eine Meditation

In meiner Meditation »Mitten im Wechsel« verwende ich folgende Affirmationen:

- Ich fühle mich wohl in meinem Körper.
- Ich bin der wichtigste Mensch in meinem Leben.
- Ich bin dankbar für meine Erfahrungen und meine innere Weisheit.
- Ich liebe mich so, wie ich bin.
- Ich übernehme die volle Verantwortung für mein Leben.
- Ich fühle mich fit und vital.
- Ich bin offen und empfänglich für viele gute und neue Momente und Erlebnisse in meinem Leben.
- Ich bin dankbar für meinen gesunden Körper.
- Ich freue mich über jeden neuen Tag, an dem ich mich entscheide, glücklich zu sein.
- Ich bin ein Wunderwerk.

Sie können natürlich auch Ihre eigenen Affirmationen benutzen, wichtig ist aber, dass sie immer positiv und im Präsens formuliert sind. Seien Sie konsequent, meditieren Sie täglich und bleiben Sie offen für Veränderungen. Aber noch wichtiger: Haben Sie Freude und Spaß mit meiner Meditation und genießen Sie die Entspannung.

Schlaf

In den Wechseljahren rächt sich der Schlafmangel doppelt. Sie fühlen sich gerädert wie nach einer wilden Partynacht und Ihr Stoffwechsel spielt auch verrückt.

Ihre Kernschlafzeit sollte sieben Stunden betragen. Geht man davon aus, dass man immer wieder nachts bis zu einer Stunde wach ist, ohne es zu bemerken, sollte man mindestens acht Stunden schlafen. Wer schafft das regelmäßig? »Schlafen kann ich, wenn ich tot bin« ist nur einer der flotten Sprüche, die versuchen, das Schlafdefizit zu verharmlosen. Man weiß mittlerweile, dass die Mitochondrien, die Kraftwerke unserer Zellen, die nächtliche Erholungsphase dringend brauchen. Chronische Schlafstörungen verstärken entzündungsfördernde Signalwege im Körper, was zu systemischen Entzündungen führt. Nicht umsonst ist Schlafentzug eine Foltermethode.

Der Darm spielt beim Schlaf eine besondere Rolle. Die Nervenzellen des Darms können nämlich über 30 verschiedene Botenstoffe herstellen, die die Kommunikation und Reizweiterleitung im sogenannten enterischen Nervensystem des Darms gewährleisten. Dazu gehört auch das Glückshormon Serotonin, das für Gelassenheit, Ruhe und Angstfreiheit sorgt und eine wichtige Rolle im Gehirn spielt.

Etwa 95 Prozent des körpereigenen Serotonins werden im Darm aus der von Bifidobakterien produzierten Aminosäure L-Tryptophan gebildet und gespeichert, nur 5 Prozent am Wirkungsort im Gehirn. Zu wenig davon führt zu Ängsten, Schlafproblemen und gedrückter Stimmung, sodass es nicht verwunderlich ist, dass viele Antidepressiva auf dem Prinzip beruhen, den Serotoninspiegel im Gehirn künstlich hochzuhalten. Aus Serotonin wiederum wird in der Zirbeldrüse (Epiphyse) im Gehirn Melatonin, das körpereigene Schlafhormon, gebildet. Die Zirbeldrüse befindet sich im Zentrum des Gehirns und ist für die Regulation des Schlaf-Wach-Zyklus (zirkadianer Rhythmus) verantwortlich.

Die Produktion von Melatonin wird durch Licht beeinflusst. Bei Dunkelheit steigt die Produktion von Melatonin, was dazu beiträgt, den Schlaf vorzubereiten und den zirkadianen Rhythmus zu synchronisieren. Bei Lichteinfall, insbesondere blauem Licht, wird die Melatoninproduktion gehemmt, was den Wachzustand fördert. Wir sind dafür gemacht, mit der Dämmerung zur Ruhe zu kommen und morgens bei Sonnenaufgang wach zu werden.

Bei uns leben vier Laufenten, die uns dieses Prinzip bestens vorleben. Im Morgengrauen beginnt das Geschnatter im Stall und in der Dämmerung bringt der Erpel seine drei Damen vorsorglich schon mal rein. Es ist nicht nur bei den Laufenten so, dass im Winter unsere natürliche Ruhezeit demnach deutlich länger als im Sommer ist. Da in unserer modernen Gesellschaft die Lichtverhältnisse bei kaum einem den Tagesrhythmus bestimmen, wundert es wenig, dass ein erholsamer Schlaf für viele eine Seltenheit geworden ist.

Schlafhygiene

Neben dem Ankurbeln der körpereigenen Melatoninproduktion gibt es weitere sinnvolle Möglichkeiten, den erholsamen Schlaf zu fördern. Die erste Maßnahme ist, abends keine Nachrichten mehr zu schauen. Ja, Sie

Die Wirkung von Melatonin im Körper

- Schlafregulation: Melatonin spielt eine entscheidende Rolle bei der Regulation des Schlaf-Wach-Zyklus. Es signalisiert dem Körper, dass es Zeit ist, sich auf den Schlaf vorzubereiten.
- Antioxidative Wirkung: Melatonin hat antioxidative Eigenschaften und kann Zellen vor oxidativem Stress schützen.
- Immunsystem-Unterstützung: Es gibt seit dem Auftreten des Corona-Virus Hinweise darauf, dass Melatonin in höheren Dosen das Immunsystem stärken und entzündungshemmende Eigenschaften haben kann.

lesen richtig – Tagesthemen-Verbot, denn es fördert den Schlaf nicht, sich kurz vor dem Einschlafen mit schlechten Nachrichten, Krisen und Kriegen berieseln zu lassen. Beschäftigen Sie sich lieber abends damit, wofür Sie in Ihrem Leben dankbar sind, was alles positiv ist.

Maßnahmen, die helfen, besser zu schlafen:

- Kein Alkohol vor dem Schlafen. Er mag erstmal helfen einzuschlafen, dafür ist die Qualität des Schlafs unterirdisch, weil die natürlichen Schlafphasen, wie REM- und Tiefschlaf, verkürzt werden.
- Keine Süßigkeiten kurz vor dem Schlafengehen und auch kein Kaffee oder Espresso am Abend, da das Koffein antriebssteigernd wirkt. Auch Vitamin B, vor allem Vitamin B_{12}, wirkt eher anregend, also nehmen Sie entsprechende Nahrungsergänzungsmittel tagsüber.
- Wenn man sich überlegt, wie viel Zeit man im Bett verbringt, ist es wichtig, die Schlafumgebung unter die Lupe zu nehmen. Es gibt Fachleute, die Sie gerne dazu beraten: Matratzenfüllung, -härte und -bezug, Kissenform, -größe, -füllung, -härte und -bezug.

Sonnenbrille

Bei Sonne nicht immer sofort eine Sonnenbrille aufsetzen, um die natürliche Melatoninproduktion nicht zu hemmen.

- Die Schlafkleidung sollte bequem und nicht einengend sein. Nackt zu schlafen ist nicht empfehlenswert, da es passieren kann, dass Sie nachts durch das natürliche Schwitzen oder Hitzewallungen frieren und aufwachen.
- Die Temperatur im Schlafzimmer sollte möglichst zwischen 16 und 18 Grad Celsius betragen.
- Im Schlafzimmer sollte kein Elektrosmog sein: Fernseher, Radiowecker, Computer, Tablet und Handy haben im Schlafzimmer nichts zu suchen.
- Schauen Sie möglichst zwei Stunden vor der Einschlafzeit kein Fernsehen und seien Sie auch nicht am Computer. Das blaue Licht drosselt die Melatoninproduktion. Wenn es sich nicht vermeiden lässt, aktivieren Sie den Nachtmodus, Night Shift, am Handy oder Tablet, der die Bildschirmfarbe automatisch anpasst, um das blaue Licht zu reduzieren.
- Im Schlafzimmer sollten Sie das Licht und auch Geräusche reduzieren.
- Halten Sie möglichst einen konstanten Tag-Nacht-Rhythmus ein und verschieben Sie nicht am Wochenende die Einschlaf- und Aufstehzeit.
- Bewegen Sie sich ausreichend, möglichst an der frischen Luft. Das hilft, die Schlafqualität deutlich zu verbessern. Aber abends nicht auspowern beim Sport, da der Körper dann statt Schlafhormone Stresshormone wie Adrenalin und Cortisol produziert, die Sie wachhalten.

Schlafhelfer

Bei Schlafstörungen gibt es natürliche Helfer, die den Schlaf sanft anstoßen und die Erholung in der Nacht verbessern.

Mittel, die helfen, besser zu schlafen:

- Melatonin kann man als Nahrungsergänzungsmittel einnehmen. Im Alter sinkt der natürliche Melatoninspiegel, sodass eine zusätzliche Einnahme in den Wechseljahren erforderlich sein kann. Sie sollten 1–2 Milligramm eine halbe Stunde vor dem Zubettgehen nehmen.
- Schüßler-Salze: Die Heiße Sieben (Seite 117) hilft zu entspannen und so den Schlaf zu fördern.
- Die ätherischen Öle Lavendel, Weihrauch, Vetiver und Patchouli sind ideale Schlafbegleiter. Entweder vernebeln Sie sie im Diffusor oder tragen sie direkt auf die Fußsohlen auf.
- Wird die Schlafstörung zum heiklen Thema, eignen sich auch die Notfalltropfen der Bachblüten sehr gut, indem Sie sie direkt vor dem Schlafengehen oder auch nachts, wenn Sie aufwachen, nehmen (direkt auf die Zunge träufeln).
- Hilfreich ist auch ein Beruhigungs- und Schlaftee, den Sie abends als Selfcare-Ritual trinken. Passionsblume, Baldrian, Melisse, Hopfen, Kamillen- und Lindenblüten sind häufig enthalten und fördern das Einschlafen.

Helfer bei Stimmungstiefs

Auch gegen depressive Phasen, wie sie in den Wechseljahren vorkommen können, ist so manches Kraut gewachsen.

Immer wieder berichten mir Frauen und Klientinnen, dass sie in der Perimenopause depressive Phasen gehabt haben. Schwarze Löcher, die sie stark belastet haben. Sollte Sie das auch betreffen, ist es immer ratsam, das ärztlich abklären zu lassen. Allerdings sollten Sie sich nicht mit der reinen Gabe von Psychopharmaka zufriedengeben. Bei einer klinischen Depression kann die Gabe von Medikamenten unumgänglich sein, trotzdem ist es wichtig, für ein gutes Fundament für die eigene Psyche zu sorgen und so die Ursache der Depression anzugehen.

Vitamin D fördert die Produktion von Serotonin, dem sogenannten Glückshormon. Ein Mangel wird mit Depressionen, Antriebslosigkeit und Reizbarkeit in Verbindung gebracht. Studien haben gezeigt, dass Menschen mit Depressionen häufig einen zu niedrigen Vitamin-D-Spiegel haben. Überprüfen Sie also Ihren Vitamin-D-Spiegel. Dieser sollte bei 60–80 ng/ml liegen, also im oberen Normbereich. Die tägliche Gabe von Vitamin D ist aufgrund der geringen Halbwertszeit der wöchentlichen vorzuziehen.

Essenzielle Aminosäuren. Auch beim Entspannen und der Verbesserung des Schlafs spielen Proteine eine entscheidende Rolle. Aus der Aminosäure Phenylalanin entsteht im Körper Dopamin, was maßgeblich unsere Stimmung und unsere Vitalität beeinflusst. Bei einem hohen Dopaminspiegel leben Sie aktiv und energiegeladen Ihr Leben, bei einem niedrigen Spiegel funktionieren Sie nur noch. Noch gravierender ist ein Mangel an L-Tryptophan, der Vorstufe des Glückshormons Serotonin. Ist zu wenig dieses Bausteins da, kann auch nicht mehr gebildet werden. Ein zu niedriger Serotoninspiegel ist aber maßgeblich an der Entstehung von Depressionen beteiligt. Nicht umsonst beruht der Wirkmechanismus der klassischen Antidepressiva auf der Erhaltung von Serotonin, indem der Abbau im Gehirn verhindert wird. Da ergibt es doch Sinn, nicht nur den bereits vorhandenen Spiegel zu erhalten, sondern die Bildung von Serotonin durch Gabe der richtigen Aminosäure zu steigern.

Johanniskraut (*Hypericum perforatum*) ist eine der bekanntesten Heilpflanzen zur Behandlung von leichten bis mittelschweren depressiven Verstimmungen und wird besonders von Frauen in Phasen hormoneller Veränderungen wie den Wechseljahren gerne genutzt. Die Pflanze wirkt stimmungsaufhellend, angstlösend und kann innere Unruhe reduzieren – verantwortlich dafür sind vor allem Inhaltsstoffe wie Hypericin und Hyperforin, die in den Stoffwechsel von Botenstoffen wie Serotonin, Noradrenalin und Dopamin eingreifen. Mir berichten Frauen immer wieder, dass Johanniskraut ihnen hilft, dunkle Stimmungen zu durchbrechen und wieder mehr Lebensfreude zu empfinden, ohne die emotionale Tiefe zu verlieren. Allerdings ist die Einnahme nicht frei von Risiken: Johanniskraut kann die Lichtempfindlichkeit der Haut erhöhen, was insbesondere im Sommer oder bei heller Haut zu Problemen führen kann. Noch wichtiger sind die möglichen Wechselwirkungen mit anderen Medikamenten, da Johanniskraut die Aktivität von Leberenzymen anregt und so den Abbau vieler Wirkstoffe beschleunigt. Dadurch kann es beispielsweise die Wirksamkeit von Hormonpräparaten wie der Antibabypille, von Blutgerinnungshemmern, Herzmedikamenten, Immunsuppressiva oder auch Antidepressiva erheblich vermindern. Frauen, die Johanniskrautpräparate einnehmen möchten, sollten deshalb unbedingt Rücksprache mit ihrem Arzt oder ihrer Ärztin halten, vor allem wenn sie regelmäßig Medikamente verwenden. Auch Nebenwirkungen wie Magen-Darm-Beschwerden, Kopfschmerzen oder Schlafstörungen sind möglich, treten jedoch in der Regel milder auf als bei klassischen Antidepressiva. Insgesamt ist Johanniskraut eine wertvolle pflanzliche Unterstützung, die jedoch bewusst und mit fachlicher Begleitung eingesetzt werden sollte.

Lithium ist ein unterschätztes Spurenelement, das, obwohl es wichtige Aufgaben im Körper übernimmt, bisher noch nicht als essenziell eingestuft worden ist. Klassisch wird Lithium bisher in pharmakologischen Dosen bei psychiatrischen Erkrankungen angewendet. Hierbei muss der Spiegel regelmäßig kontrolliert werden, da Lithium nur eine geringe therapeutische Breite hat. Was nichts anderes heißt, als dass der Grad von nützlich zu toxisch bei Lithium relativ schnell erreicht ist. Es gilt in der funktionellen Medizin als neuroprotektiver Mikronährstoff, weil die Wirkung in geringen Mengen beeindruckend ist.

Lithium kann Stimmungsschwankungen ausgleichen, depressive Verstimmungen lindern und die Stressresilienz verbessern. Zusätzlich hilft es bei chronischer Müdigkeit und Energiemangel, weil es die Mitochondrien bei der Energiegewinnung unterstützt und oxidativen Stress reduziert. Studien zeigen, dass Regionen, in denen das Trinkwasser einen höheren Lithiumgehalt hat, die Suizidrate geringer ist und die Menschen sich einer stabileren psychischen Gesundheit erfreuen. Der physiologische Referenzwert für Lithium liegt bei 0,5–3 Mikrogramm pro Liter, gemessen im EDTA-Vollblut. Lithium kommt natürlich in unserer Nahrung vor, allerdings variiert der Gehalt stark nach Region. Sie finden Lithium in pflanzlichen Lebensmitteln wie Kartoffeln, Tomaten, Paprika, Gurken, Kohlarten wie Weiß- oder Blumenkohl, Pilzen und Getreideprodukten wie Hafer und Gerste. Auch Getränke wie schwarzer und grüner Tee oder Mineralwasser können Lithium enthalten.

Bewegung und Sport

In den Wechseljahren ändert sich viel in unserem Stoffwechsel und das Risiko für einige Erkrankungen steigt. Mit regelmäßiger Bewegung können wir gegensteuern.

Die Wechseljahre sind nicht nur eine Phase, in der sich die Hormone umstellen, sondern direkt auch der gesamte Stoffwechsel. Östrogen und Progesteron sinken und das hat unmittelbare Auswirkungen auf den weiblichen Körper. Die Muskelmasse nimmt ab und es findet eine Umverteilung des Körperfetts zugunsten des viszeralen Bauchfetts statt. Die Knochendichte nimmt ebenfalls ab, dafür steigt das Osteoporose-Risiko. Aber auch das Herz-Kreislauf-System leidet unter dem Östrogenmangel, sodass das Risiko für Bluthochdruck und Arteriosklerose steigt.

Viele Frauen haben in den Wechseljahren das erste Mal starke Blutzuckerschwankungen und so erhöht sich das Risiko für eine Insulinresistenz. Nicht zu vergessen der Schlaf und die Stimmung, die unter den veränderten Neurotransmitterspiegeln leiden können.

Bewegung ist das effektivste Lifestyle-Tool, um diesen Prozessen entgegenzusteuern und die Gesundheit und Lebensqualität in dieser Lebensphase nachhaltig zu verbessern, zumal mit Bewegung effektiv Stresshormone im Körper abgebaut werden können.

Welche Art Bewegung hilft?

Die Mischung macht's. Am besten wirkt ein abwechslungsreiches, ganzheitliches Bewegungsprogramm. So können Sie zum Beispiel Krafttraining und Herz-Kreislauf-Training oder Herz-Kreislauf-

Training und das Training von Beweglichkeit und Balance in einer Trainingseinheit kombinieren.

2- bis 3-mal/Woche Krafttraining

Krafttraining ist der Hebel, um langfristig gesund zu bleiben, denn es erhält und baut Muskelmasse auf. Gleichzeitig stärkt es die Knochen und beugt so Osteoporose aktiv vor, schützt aber auch vor Haltungsproblemen und Stürzen im Alter. Kraftsport verbessert den Energiestoffwechsel und die Insulinsensitivität.

Für den Anfang reicht das eigene Körpergewicht für das Training aus, langfristig sollte aber ein spezifisches Training mit Gewichten, Bändern oder Hanteln absolviert werden, das möglichst mehrere Muskelgruppen gleichzeitig beansprucht. Beim Krafttraining ist es wichtig, möglichst viel Gewicht in wenigen Wiederholungen zu stemmen, um die Muskeln aufzubauen. Wenn Sie mehr als 12 Wiederholungen mit dem aktuellen Gewicht schaffen, sollten Sie zum nächsten schwereren wechseln. Das Ziel sollten 5–8, maximal 12 Wiederholungen sein, wobei Sie sich nach der letzten Wiederholung ruhig deutlich erschöpft fühlen dürfen. Damit sich die Muskeln erholen können, sollten Sie zwischen den Trainingseinheiten eine Pause von ca. 3 Minuten machen. So steigern Sie auf eine gesunde Art Ihr Trainingspensum und merken schnell, dass Sie fitter werden.

Kraftsport ist übrigens nicht nur etwas für den Körper, sondern auch für den Kopf. Die Neuroplastizität, also die Fähigkeit des Gehirns, sich an neue Umstände und Herausforderungen anzupassen, sinkt mit dem Alter. Allerdings braucht der Kopf diese Flexibilität, um Probleme lösen zu können. Krafttraining beeinflusst die Neuroplastizität gerade bei uns Frauen positiv und wirkt so den Alterungsprozessen im Gehirn entgegen. Und Kraftsport aktiviert zusätzlich Glückshormone und ist so auch bestens bei Stress geeignet.

3- bis 5-mal/Woche Herz-Kreislauf-Training

Ausdauersport gehört ebenfalls mit auf den Trainingsplan. Er fördert die Herzgesundheit, indem er Blutdruck und den Cholesterinspiegel senkt. Ein positiver Nebeneffekt vom Herz-Kreislauf-Training ist eine bessere Schlafqualität. Trainieren Sie regelmäßig, dann verbessern sich sogar Hitzewallungen und Schweißausbrüche. Aber auch die Knochendichte wird erhalten, ohne dass die Gelenke leiden müssen. Drei- bis fünfmal pro Woche klingt erstmal viel, relativiert sich aber, wenn man sich die möglichen Sportarten anschaut. Walken, schnelles Gehen und Radfahren lassen sich leicht in den Alltag integrieren. Für Schwimmen, Joggen und Nordic Walking braucht man etwas mehr Planung. Tanzen wiederum kann man jederzeit und überall – und das sorgt dann auch direkt für gute Laune.

3- bis 7-mal/Woche Beweglichkeit und Balance

Dehnübungen dürfen Sie in Ihre tägliche Routine einbauen. Morgens nach dem Aufstehen, um den Körper für den Tag vorzubereiten und/oder abends, um alle Verspannungen des Tages zu lösen.

Mit Bewegungs- und Balanceübungen erhalten Sie sich Ihre Bewegungsfreiheit, weil die Gelenke gesund bleiben und Sie sich gleichzeitig vor Stürzen und Brüchen im Alter schützen. Mit den richtigen sanften Dehnungen beugen Sie aktiv Verspannungen und Rückenbeschwerden vor und lockern bereits vorhandene. Geeignete Sportarten sind Yoga, Pilates, Dehnübungen, Qi Gong, Tai Chi und auch Faszien-Training.

Bewegung im Hinblick auf Longevity

Nach einer Sporteinheit fühlen Sie sich nicht nur klarer im Kopf und allgemein fitter, Bewegung bewirkt auch auf der Zellebene eine Menge für Sie. Chronische Entzündungen, sogenannte Silent Inflammations, werden reduziert und die Gesundheit der Mitochondrien, der Kraftwerke Ihrer Zellen, wird gefördert. Je mehr Muskelmasse Sie aufbauen, umso mehr Mitochondrien stehen Ihnen zur Energiegewinnung durch die Verarbeitung von Glucose zur Verfügung, was dazu führt, dass eine mögliche Insulinresistenz abnimmt.

Mit ausreichend Bewegung kann der Körper sein eigenes Recyclingsystem, die Autophagie, laufen lassen. Sehr interessant ist, dass die regelmäßige Bewegung auch einen Einfluss auf Ihre kognitiven Fähigkeiten hat, sodass nicht nur Ihr Körper, sondern auch Ihr Kopf länger gesund bleibt. Bewegung ist also der universelle Gesundheitsbooster für Frauen in der Lebensmitte. Die richtige Kombination aus Kraft, Ausdauer, Beweglichkeit und Entspannung schützt nicht nur vor typischen Wechseljahresbeschwerden, sondern wirkt auch präventiv und lebensverlängernd. Es ist nie zu spät, damit zu starten – selbst moderate Bewegung hat messbare Effekte auf Ihre Gesundheit und Ihre Lebensqualität, jetzt und später im Alter. Denken Sie bei jeder Sporteinheit daran: »Die Muskeln, die ich jetzt trainiere, lassen mich mit 80 Jahren noch mobil sein.«

Hormonyoga

Hormonyoga ist eine Yogaform, die gezielt darauf ausgelegt ist, das hormonelle Gleichgewicht im Körper zu unterstützen.

Entwickelt wurde es in den 1990er-Jahren von der brasilianischen Psychologin und Yogalehrerin Dinah Rodrigues, die damit Frauen in den Wechseljahren helfen wollte, ihre Hormonproduktion natürlich anzuregen und Beschwerden zu lindern. Dabei kombiniert Hormonyoga klassische Yoga-Übungen (Asanas), Atemtechniken (Pranayama), Energie- und Visualisierungsübungen und Entspannungstechniken.

Viele der Übungen aktivieren bewusst bestimmte Drüsen wie Eierstöcke, Schilddrüse, Nebennieren und Hypophyse (die zentrale Steuerungsdrüse im Gehirn), um die Hormonproduktion sanft anzuregen oder zu harmonisieren.

Für wen ist Hormonyoga geeignet?

Vor allem natürlich für Frauen in den Wechseljahren, aber auch Frauen mit PMS, Zyklusstörungen oder unerfülltem Kinderwunsch profitieren vom Hormonyoga, das auch bei hormonell bedingten Beschwerden (z. B. Schlafstörungen, Hitzewallungen, Stimmungsschwankungen) hilfreich ist. Allerdings ist es nicht geeignet bei hormonabhängigen Tumoren, starker Endometriose oder in der Schwangerschaft.

Was bewirkt Hormonyoga konkret?

Klassische Symptome der Wechseljahre wie Hitzewallungen, Schlafstörungen, depressive Verstimmungen und innere Unruhe können sich durch Hormonyoga bessern oder verschwinden, da die Ausschüttung von Östrogen, Progesteron und DHEA (hormoneller Gegenspieler von Cortisol) angeregt wird. Hormonyoga stärkt aber auch die Stressresistenz über die Aktivierung der Nebennieren, die nach den Wechseljahren als wichtigste Östrogenquelle gelten. Gleichzeitig verbessert sich die Beckenbodenmuskulatur, was entscheidend ist, um Harninkontinenz zu verhindern. Hormonyoga lindert nicht nur akute Beschwerden in den Wechseljahren, sondern ist durch die stabilisierte Hormonbalance ein wichtiger Faktor für das gesunde Altern. Chronischer Stress und damit auch Silent Inflammations werden reduziert, Muskeln und Gelenke gestärkt und die Zellregeneration gefördert. Ähnlich wie beim Sport verbessert Hormonyoga ebenfalls die kognitiven Fähigkeiten und sorgt so für mentale Fitness.

Was ist an Hormonyoga anders?

Bei den Asanas wird der Fokus auf den Unterleib, die Wirbelsäule und die Schilddrüse gelegt. Dabei wird durch Visualisierungsübungen die Energie direkt zu den Eierstöcken und der Schilddrüse gelenkt. Mit der Blasebalg-Atmung (Bhastrika-Atemtechnik) werden die Drüsen direkt stimuliert. Mit der Tiefenentspannung und Meditation wird die Hypothalamus-Hypophysen-Achse beruhigt und so Stress bewusst abgebaut.

Hormonyoga eignet sich also neben Kraft- und Ausdauertraining hervorragend für Frauen in den Wechseljahren, da es über die körperlichen, energetischen und mentalen Techniken den Hormonhaushalt sanft regulieren und für ausreichende Dehnung der Muskeln und Faszien sorgen kann.

Gewichtsreduktion

Der Zeiger der Waage klettert immer weiter nach oben, obwohl Sie schwören können, Ihr Essverhalten kein bisschen verändert zu haben? Typisch Wechseljahre.

Neben zahlreichen anderen Herausforderungen bemerken viele von uns in den Wechseljahren oft, dass die Kleidung immer enger wird. Nicht nur, dass wir in der Lebensmitte schlechter schlafen, uns jederzeit eine Hitzewallung treffen kann, die uns in Millisekunden in eine Sauna mit Aufguss katapultiert und wir uns generell immer öfter unwohl in unserer Haut fühlen – nein, jetzt passen auch die Lieblingsklamotten nicht mehr.

Wie oft höre ich in meinen Beratungen ein resigniertes »Ach, das ist halt so in meinem Alter.« Halt. Stopp. Es gibt genug bekannte Beispiele für Frauen über 50, die trotz Wechseljahre einen fitten und schlanken Körper haben. Veronica Ferres, Bettina Zimmermann, Katja Riemann oder Heike Makatsch führen sicherlich ein anderes Leben als Sie und ich, aber sie zeigen uns Frauen, dass es eben nicht automatisch in unserem Alter so sein muss, dass wir immer mehr zunehmen. Das ist kein natürlicher biologischer Vorgang, sondern – Achtung, jetzt wird es unangenehm – die Folge unseres eigenen Fehlverhaltens. Ich gebe Ihnen vollkommen recht, dass es nicht unbedingt einfacher wird, in den Wechseljahren ein gesundes Gewicht zu halten und einen ausbalancierten Stoffwechsel zu haben. Aber es geht.

Was hormonelle Veränderungen damit zu tun haben

Während der Wechseljahre erleben wir einen drastischen Rückgang der Hormonproduktion, was zu einer Verlangsamung des Stoffwechsels führen kann. Erst ist das Progesteron im Sinkflug, dann Östrogen und irgendwann beides. Dieses hormonelle Ungleichgewicht sorgt dafür, dass Ihr Kalorienbedarf sinkt und Ihr Körper das Fett vermehrt als viszerales Bauchfett speichert, das wiederum hormonaktiv ist. Allerdings reicht das im Bauchfett produzierte Östrogen nicht dafür aus, den Mangel in den Wechseljahren auszugleichen. Dafür erhöht es das Herz-Kreislauf-, das Diabetes- und das Brustkrebsrisiko.

Mit zunehmendem Alter neigen Frauen zusätzlich dazu, Muskelmasse zu verlieren, insbesondere wenn sie nicht regelmäßig trainieren. Da Muskeln mehr Kalorien verbrennen als Fettgewebe, kann der Verlust von Muskelmasse den Stoffwechsel weiter verlangsamen und die Gewichtsabnahme erschweren.

Veränderungen im Lebensstil

In den Wechseljahren ist uns Frauen körperliche Aktivität oftmals aufgrund von Gelenkschmerzen oder Müdigkeit nicht mehr in dem Umfang möglich wie in den Jahren zuvor. Darüber hinaus können emotionale Belastungen wie Stress oder Schlafstörungen dazu führen, dass wir eher zu ungesunden Bewältigungsstrategien wie übermäßigem Essen, Fast Food, dem einen oder anderen Glas Wein zu viel oder Snacks greifen, was wiederum zu Gewichtszunahme führen kann.

Mit zunehmendem Alter nimmt generell der Grundumsatz des Körpers ab, was bedeutet, dass der Körper weniger Energie benötigt, um seine grundlegenden Funktionen aufrechtzuerhalten. Das verlangsamt den Stoffwechsel, sodass es schwieriger wird, Kalorien zu verbrennen und Gewicht zu verlieren.

Ein weiteres häufiges Problem in den Wechseljahren ist die Insulinresistenz, bei der die Zellen des Körpers nicht mehr richtig auf Insulin reagieren, was zu einem Anstieg des Blutzuckerspiegels führen kann. Dies erhöht nicht nur das Risiko für Diabetes, sondern kann auch den Stoffwechsel beeinträchtigen und die Fettverbrennung behindern.

Aber auch die Nachtruhe beeinflusst das Gewicht. Zu wenig Schlaf und eine Zunahme des Gewichts gehen Hand in Hand. Der niedrige Progesteronspiegel verschlechtert die Schlafqualität und die durch den Östrogenmangel hervorgerufenen nächtlichen Schwitzattacken halten Sie auch noch wach. Das verkürzt die Regenerationsphasen des Stoffwechsels, bremst ihn und sorgt für körperlichen Stress.

So viele negative Einflussfaktoren auf das Gewicht und den Stoffwechsel! Kann man da nicht doch sagen, dass es normal ist, dass die Klamotten nicht mehr passen? Wenn normal für Sie bedeutet, dass es den größten Teil der Frauen betrifft, dann schon. Wenn die angebliche Normalität als bequeme Ausrede für Sie herhalten soll, dann nicht.

Bauchfett – mehr als eine Jeansgröße

Vielleicht kennen Sie das: Mit Mitte 30 passen die Hosen noch mühelos, mit Anfang 40 beginnt der Bund plötzlich zu kneifen, und irgendwann stellt man sich die Frage: »Wo kommt dieses Bauchfett eigentlich her – und wie werde ich es wieder los?« Viele Frauen in meinen Coachings und auch in meiner Community auf Social Media erzählen mir genau davon. Und fast immer steckt mehr dahinter als ein paar »böse Kalorien«. Es geht um Hormone, Stoffwechsel, Stress, Schlaf und um ein tiefes Verständnis dafür, was Ihr Körper in dieser Lebensphase braucht.

Die Wechseljahre sind keine kurze Episode, sondern eine Reise, die sich über viele Jahre zieht – durchschnittlich zehn oder mehr. Sie beginnen oft unscheinbar: unregelmäßiger Zyklus, leichte Gewichtszunahme, erste Schlafprobleme. Was viele überrascht: Schon ab Mitte 30 sinkt das Progesteron, später folgt das Östrogen. Diese beiden Hormone sind nicht nur für den Zyklus zuständig – sie beeinflussen auch, wie Ihr Körper Fett speichert, wie stabil Ihr Blutzucker bleibt und wie viel Energie Sie haben.

Wenn Östrogen nachlässt, fehlt der schützende Effekt auf Herz und Gefäße. Das Fett wird nun bevorzugt am Bauch eingelagert, und genau dieses Bauchfett gilt als besonders ungünstig. Zum einen hat das Bauchfett eine optische Komponente. Viele Frauen fühlen sich unwohl, wenn die Lieblingsjeans nicht mehr passt. Aber noch wichtiger: Bauchfett ist stoffwechselaktiv. Es produziert Botenstoffe, die Entzündungen fördern und erhöht das Risiko für Bluthochdruck, Diabetes und Herz-Kreislauf-Erkrankungen. Die gute Nachricht: Auch wenn die hormonelle Ausgangslage eine Herausforderung ist: Sie können gezielt gegensteuern.

Ernährung – Klarheit statt Dauer-Snacken

Eine der größten Umstellungen in den Wechseljahren betrifft die Art, wie Ihr Körper Nahrung verwertet. Die alte Gewohnheit, ständig kleine Snacks zu essen, wird jetzt zum Problem.

- 3 Mahlzeiten täglich sind ideal. Zwischen den Mahlzeiten sollten allerdings 4 bis 5 Stunden Pause liegen.
- Intervallfasten (16:8) kann sehr gut funktionieren: 16 Stunden Pause, 8 Stunden Essensfenster.
- Eiweiß ist Ihr bester Freund: Es hält Sie satt, schützt Ihre Muskeln und stabilisiert den Blutzucker. Ziel: 1 bis 2 g Eiweiß/kg Körpergewicht/Tag.
- Ballaststoffe fördern die Verdauung und den Darm. Gemüse und Salat gehören

Bewegung – Ihr Schlüssel zu mehr Energie

Bauchfett ist nicht mit Bauchübungen wie Crunches oder Planks allein zu besiegen. Was wirklich hilft, ist ein Mix aus Krafttraining, Ausdauer und Alltagsbewegung (Seite 96). Beweglichkeit und Balance spielen beim Abnehmen keine Rolle.

- Krafttraining: 2- bis 3-mal pro Woche, für den gesamten Körper. Jeder neue Muskel erhöht Ihren Grundumsatz. Sie verbrennen also selbst im Schlaf mehr Kalorien
- Ausdauer: 3- bis 5-mal pro Woche. Ob Laufen, Radfahren oder Tanzen – finden Sie eine Bewegung, die Ihnen Freude macht. Im Alltag: 10 000 Schritte am Tag sind eine wunderbare Basis. Schon Spazierengehen kann Wunder wirken.

Und: Bewegung ist nicht nur Fett-, sondern auch ein Stresskiller. Sie senkt Cortisol, das ist das Hormon, das Fett am liebsten direkt an Ihren Bauch schickt.

zu jeder Mahlzeit, Obst (vor allem Beeren) passt besonders gut morgens.

- Reduzieren Sie Zucker und Weißmehl: Sie treiben Ihren Blutzucker hoch und lassen Sie schneller wieder hungrig werden.

Essen Sie gesunde Fette wie Nüsse, Avocados und qualitativ hochwertiges Olivenöl. Gute Fette braucht Ihr Körper für die Hormonproduktion.

Schlaf und Stress – die oft übersehenen Faktoren

Viele Frauen mit hartnäckigem Bauchfett schlafen zu wenig oder sind dauerhaft angespannt. 7–8 Stunden Schlaf sind Pflicht, nicht Luxus. Wenig Schlaf bringt Ihren Blutzucker durcheinander und verstärkt wiederum den Heißhunger.

Vermeiden Sie Dauerstress, denn er hält Ihren Cortisolspiegel hoch und Cortisol blockiert die Fettverbrennung.

Mein Tipp: Planen Sie Pausen genauso fest ein wie Termine. Meditation, Atemübungen oder kleine Entspannungsrituale (Seite 85) helfen enorm. Betrachten Sie es als »Training für Ihr Nervensystem«.

Ihr Darm – Ihr unterschätzter Mitspieler

Ein spannender Aspekt ist die Rolle des Darms. In den Wechseljahren verändert sich das Mikrobiom, es kann zu einem Leaky Gut und in der Folge zu kleinen Entzündungsherden im Körper kommen. Laktobazillen werden altersbedingt we-

Wasser – so einfach, so effektiv

Trinken Sie täglich 30–40 ml Wasser/kg Körpergewicht. Ihr Urin sollte möglichst klar sein (Seite 50). Und: Kaffee, Cola oder Wein zählen nicht mit.

niger. Dadurch steigt der pH-Wert im Darm und Fäulnisbakterien können sich vermehrt ansiedeln. Es kann infolge eines Leaky Gut, eines löchrigen Darms, zu mehr Unverträglichkeiten kommen.

Der Körper zieht aus derselben Mahlzeit mehr Kalorien, wenn das Mikrobiom im Ungleichgewicht ist und Sie mehr Firmicutes- als Bacteroidetes-Bakterien im Darm haben. Firmicutes sind wahre Energieverwerter. Sie können aus unserer Nahrung mehr Kalorien extrahieren und fördern die Fettspeicherung. Bacteroidetes dagegen sind unsere schlanken Freunde. Sie helfen, Ballaststoffe effizient abzubauen und unterstützen den Körper dabei, weniger Fett zu speichern.

Ein gesunder Darm hilft Ihnen also nicht nur, Blähungen oder Völlegefühl zu vermeiden, sondern unterstützt Sie auch erfolgreich beim Abnehmen am Bauch.

Schritt für Schritt zu einem neuen Körpergefühl

Vielleicht wünschen Sie sich schnelle Ergebnisse, aber das Wichtigste ist: Starten Sie in kleinen Schritten. Jede Mahlzeit, jeder Spaziergang, jede Stunde Schlaf ist ein Puzzleteil. Mit der Zeit setzt sich daraus ein neues Bild zusammen – eines, in dem Sie sich wieder wohlfühlen in Ihrem Körper. Das Bauchfett ist dann nicht mehr das Hauptthema, sondern nur ein Symptom, das sich verabschiedet, wenn Sie sich selbst stärken. Bauchfett in den Wechseljahren ist kein Schicksal, sondern ein Signal. Ihr Körper fordert Sie auf, Ernährung, Bewegung, Schlaf und Stressbewältigung neu zu gestalten. Und wenn Sie diesen Ruf annehmen, gewinnen Sie nicht nur eine schlankere Taille, sondern auch Energie, Lebensfreude und Gesundheit für die nächsten Jahrzehnte.

Ätherische Öle

Sie können in den Wechseljahren gut unterstützen, denn sie wirken auf ganzheitlicher Ebene – sowohl auf körperlicher, als auch auf seelischer.

Ich bin eine begeisterte Anhängerin der kleinen braunen Fläschchen, denn die ätherischen Öle sind in ihrer Anwendung und Wirkung ein wundervolles Beispiel für die Ganzheitlichkeit, da sie auf den Körper, den Geist und die Seele wirken. Und genau das ist meine Vision von Gesundheit und der damit verbundenen Lebensqualität. Nicht Symptome lindern, sondern Ursachen heilen.

Ätherische Öle von hervorragender Qualität wirken auf der körperlichen Ebene, erreichen aber durch den Duft über das limbische System auch unsere Emotionen. Ihre spirituelle Kraft entfalten diese natürlichen Öle und vor allem die »heiligen Öle« wie Weihrauch, Myrrhe und Myrthe über ihre energetischen Schwingungen.

Das Wissen um ätherische Öle ist uralt. Schließlich waren die Kostbarkeiten, die die heiligen Drei Könige neben dem Gold mit sich führten, Weihrauch und Myrrhe. Schon in der frühen Heilkunde der ayurvedischen, tibetischen oder chinesischen Medizin nutzte man die Kraft der ätherischen Öle. Aufgrund ihrer ganzheitlichen Wirkung auf allen unseren Ebenen wurden diese Öle schon 2000 v. Chr. nicht nur zu medizinischen, sondern auch religiösen Zwecken verwendet. Die Hochkultur des alten Ägypten verwendete Öle, Parfums und Weihrauch. Die alten Ägypter glaubten an eine starke Verbindung zwischen Düften und Heilung, angenehme Gerüche galten als Hinweis auf die Präsenz göttlicher Wesen. Und wie heißt es so schön? »Ich bin eine Frau. Soll ich es buchstabieren? G-Ö-T-T-I-N.« Da liegt es doch auf der Hand, dass wir Frauen unser Leben mithilfe kostbarer Öle verbessern sollten, oder? Jede Frau in der Lebensmitte sollte eine kleine, aber feine Auswahl an ätherischen Ölen besitzen. Sie sind wunderbare Ersthelfer bei Beschwerden und großartige Unterstützer, langfristig das Wohlbefinden in den Wechseljahren wieder zu steigern. Ohne erwähnenswerte Neben- und Wechselwirkungen, dafür mit voller Pflanzenpower.

Was sind ätherische Öle?

In vielen Pflanzen findet man als Wirkstoff natürlich ätherische Öle. Sie haben verschiedene Aufgaben, zum Beispiel dienen sie als Abwehr von Bakterien, Insekten und Fressfeinden, regeln die Flüssigkeitsverteilung und unterstützen die Wundheilung. Mit ihrem lieblichen Duft locken sie Insekten an, die für die Fortpflanzung und Verbreitung der Pflanzen nützlich sind.

Ätherische Öle sind natürliche Essenzen, bei denen Gerbstoffe, Bitterstoffe, Mineralstoffe und meistens auch Vitamine und Farbstoffe fehlen. Trotzdem sind diese Essenzen sehr komplex, manchmal enthalten sie über 500 verschiedene chemische Verbindungen. Es lässt sich also nicht der eine Wirkstoff isolieren oder ein natürliches ätherisches Öl im Labor synthetisieren. Ich habe vor vielen Jahren meine Weiterbildung zum Aromatherapie-Coach gemacht und erinnere mich immer noch genau an die Worte meines Ausbilders, der uns erklärte, warum man ein natürliches ätherisches Öl niemals mit einem synthetischen vergleichen dürfe. Er sagte: »Wenn man eine Katze häutet, in den Mixer steckt, danach wieder formt und das Fell drüberzieht, hat man etwas, was erstmal aussieht wie eine Katze, aber definitiv keine Katze ist.« Es ist ein sehr drastisches Bild, beschreibt aber perfekt, warum echte ätherische Öle auf unseren Körper und unsere Psyche wirken, synthetische Billigöle dagegen außer dem Duft keine Wirkung haben und oftmals sogar Kopfschmerzen verursachen können. Ein kleines Fläschchen echtes ätherisches Öl mit 5 oder 10 Millilitern mag erstmal teuer wirken, aber dafür hat man eine garantierte Wirkung in kleinster Menge. Ein Tropfen ätherisches Salbeiöl entspricht zum Beispiel der Intensität von 42 bis 45 Litern Salbeitee. Und für 1 Tropfen Rosenöl braucht man 30 frisch geerntete Rosenblüten. Das erklärt die enorme Wirksamkeit der Öle trotz ihrer geringen Menge und den auf den ersten Blick höheren Preis.

Wie wirken ätherische Öle beim Menschen?

Bei ausreichender Konzentration des ätherischen Öls wird durch das Riechen ein elektrochemischer Impuls an das limbische System im Gehirn weitergeleitet, der dort die Produktion von hirneigenen Neurotransmittern anregt. So werden Nerven- und Gehirnimpulse ausgelöst, ohne dass es zu einer systemischen Aufnahme in den Körper kommt. Dabei treten auf faszinierende Weise neben körperlichen auch emotionale Reaktionen auf.

Neben der Inhalation werden ätherische Öle ganz klassisch über die Haut (Einreibung, Salbung, Massage, Bad), die Lunge und bei der Einnahme über die Verdauung aufgenommen. Innerhalb von 7 bis 8 Minuten gelangen ätherische Öle durch die Haut ins Blut und danach in den ganzen Körper. Sie werden durch die Lunge, die Leber oder die Niere ausgeschieden. Massiert man die Fußsohlen mit ätherischen Ölen, kann man winzige Mengen des Öls bereits nach 15 Minuten in der Atemluft messen!

Welche ätherischen Öle passen in den Wechseljahren?

Die Aromatherapie ist sehr individuell, denn jede Frau hat ja auch andere Beschwerden und emotionale Belastungen. Aber es gibt ein paar Öle, die in den Wechseljahren definitiv hilfreich sind.

Muskatellersalbeiöl ist das Frauenöl und wird traditionell genutzt bei Hitzewallungen. Gleichzeitig hilft es auch bei Ängsten und depressiven Verstimmungen, da es bekannt ist für seine euphorisierende Eigenschaft. Es lindert auch Anspannung und Stress und wirkt nervlichen Belastungen entgegen.

Pfefferminzöl ist ein Allrounder und sollte in jeder Handtasche zu finden sein. Es wirkt kühlend, klärend und schmerzstillend, baut auf, ist belebend und fördert die Konzentration. Bei Kopfschmerzen und Migräne wirkt es lokal aufgetragen so effektiv wie Schmerztabletten. Als Verdauungstonikum beruhigt es Ihren Magen, entspannt den Verdauungstrakt und hilft bei Blähungen, Übelkeit und Erbrechen.

Ylang Ylang, ein Blütenöl, ist wie eine tröstende Umarmung für Ihr inneres Kind. Es hilft bei der Regulation des Hormonhaushaltes, regt die Libido an, löst Anspannungen und stärkt bei Angstzuständen. Es unterstützt Sie dabei, sich mit neuen Situationen zurechtzufinden.

Römische Kamille hat ein süßes, blumiges Aroma. Die alten Römer benutzten das Öl der Römischen Kamille, um sich vor einem Krieg Mut zu machen. Es wirkt ausgleichend auf die Stimmung und hilft bei schmerzhaften oder besonders starken Monatsblutungen.

Lavendelöl ist ein Klassiker. In den Wechseljahren ist die krampflösende und schmerzstillende Wirkung des Lavendels Gold wert, aber auch der angstlösende und schlafanstoßende Effekt. Auch Herzrasen und Herzrhythmusstörungen normalisieren sich unter Lavendel. Dieses ätherische Öl wird auch das Öl der Kommunikation genannt, denn es stärkt, wenn Sie sich ungehört oder ungesehen fühlen.

Anwendung

Eine Sofortwirkung erzielen Sie immer dann, wenn Sie den Duft inhalieren, da er sofort Ihr limbisches System im Gehirn erreicht. Geben Sie 1 bis 2 Tropfen unverdünnt in die Hand, verreiben Sie das Öl mit beiden Händen im Uhrzeigersinn (Aktivierung) und nehmen Sie beide Hände wie einen Trichter über die Nase. Atmen Sie nun mindestens drei Mal tief ein und aus. Natürlich können Sie die ätherischen Öle auch in einem Diffusor vernebeln.

Achten Sie darauf, dass die Öle kalt verdampft werden. Duftlampen mit Kerzen eignen sich nicht, weil das Öl zu heiß wird, verbrennt und dadurch gesundheitsschädliche Stoffe entstehen können. Bei der direkten Anwendung auf der Haut als Massageöl mischen Sie die ätherischen Öle immer mit einem Basisöl. Tragen Sie 1 Tropfen mit 3 bis 4 Tropfen Trägeröl (fraktioniertes Kokosöl, Mandelöl, Aprikosenkernöl oder Arganöl) vermischt auf.

Herstellung von Roll-on-Ölmischungen

Die Öle in ein 10-ml-Roll-on-Fläschchen aus Glas geben und mit einem Trägeröl (fraktioniertes Kokosöl, Mandelöl, Aprikosenkernöl oder Arganöl) auffüllen. Kugel und Deckel aufsetzen und vorsichtig schütteln.

Sehr gut wirkt es auch, die Öle auf die Fußsohlen zu geben und einzumassieren, weil wir dort sehr viele Reflexzonen haben. Alternativ oder auch zusätzlich können Sie sich die Öle auf weitere Reflexpunkte, auf die Handgelenke oder im Nacken auftragen. Punktuell können Sie ätherische Öle auch unverdünnt auftragen, aber nicht großflächig. Öle und Ölmischungen nie zu dicht am Auge oder auf Schleimhäute verwenden.

Auch als Badezusatz eignen sich ätherische Öle sehr, allerdings braucht es zusätzlich Öl oder Sahne als Emulgator im Wasser. Ebenso möglich ist es, sich ein Spray auf wässriger Basis mit den Ölen herzustellen, allerdings muss auf die Haltbarkeit geachtet werden. Lieber kleine Mengen, zum Beispiel 50 Milliliter, herstellen und zügig innerhalb von 4 Wochen aufbrauchen.

Für die innerliche Anwendung geben Sie 1 bis 2 Tropfen Öl in ein Glas stilles Wasser. Oder Sie nehmen 3 bis 4 Tropfen in einer Leerkapsel ein. Verwenden Sie aber dafür nur Öle, deren Einnahme ausdrücklich empfohlen wird. Bei Magenbeschwerden oder einem empfindlichen Verdauungstrakt sollten Sie ätherische Öle immer in einer Kapsel einnehmen.

Achten Sie auf Qualität

Bei der Behandlung mit ätherischen Ölen ist es wie gesagt sehr wichtig, auf eine hohe Qualität zu achten. Um eine ausreichende Wirkung zu garantieren, sollte es sich um reine und unverfälschte ätherische Öle handeln. Gewonnen durch pflanzengerechten Anbau, vorzugsweise aus Bio-Anbau, achtsame Ernte und professionellen Auszug. Finger weg von »rein synthetischen« Duftstoffen. Hier werden häufig Stoffe verwendet, die es in der Natur in dieser Form normalerweise nicht gibt. Sie haben keine Riechwirkung, dafür aber ein hohes allergisches Potenzial. Machen Sie bei ätherischen Ölen die Kaufentscheidung nur von der Reinheit und der damit verbundenen Qualität abhängig, nicht vom Preis.

Trotz der einfachen Handhabung bleibt die Aromatherapie eine Wissenschaft für sich. Wenn Sie nach ersten guten Erfahrungen tiefer in die geheimnisvolle Kraft der duftenden Öle einsteigen wollen, lohnt es sich, sich für individuelle Mischungen an erfahrene Aromatherapeutinnen oder -therapeuten zu wenden.

Natürlich gibt es auch wundervolle Ölmischungen speziell für die Wechseljahre. Sehr praktisch finde ich Aromaroller, mit denen Sie die Mischung direkt auf die Haut auftragen können. So haben Sie Ihr SOS-Öl immer in der Handtasche und parat, wenn Sie es brauchen. Denn bei den ätherischen Ölen ist es wie bei vielen guten Naturheilmitteln: Sie wirken am besten, wenn man sie auch benutzt.

Gut wirksame Ölmischungen

Linderung	ätherisches Öl	Anwendung
Hormonhaushalt	Bergamotte, Geranie, Lavendel, Muskatellersalbei, Thymian, Ylang Ylang	**Diffusormischung:** 2 Tropfen Muskatellersalbei, 1 Tropfen Geranie, 1 Tropfen Ylang Ylang
Hitzewallungen	Pfefferminze und Muskatellersalbei	**Körperspray:** 10 Tropfen Pfefferminze in 50 ml kaltes, stilles Wasser geben und in eine Glasflasche mit Sprühaufsatz füllen. **Inhalation für akute Erleichterung und sofortige Kühlung:** 2 Tropfen Pfefferminzöl unverdünnt auf ein Tuch geben und daran riechen. **Bad:** 5 Tropfen Muskatellersalbeiöl mit 1 EL (15 ml) Jojobaöl mischen und als Badeöl dem Badewasser zugeben. **Auftragen:** Morgens und abends jeweils 1 bis 2 Tropfen Muskatellersalbeiöl und Pfefferminze im Nacken auftragen und dazu morgens 1 bis 2 Tropfen Muskatellersalbeiöl auf die Unterarme und abends auf die Knöchel geben.

Linderung	ätherisches Öl	Anwendung
Stress	Bergamotte, Lavendel, Muskatellersalbei, Weihrauch, Wilde Orange, Zeder	**Diffusormischung:** 2 Tropfen Bergamotte, 2 Tropfen Weihrauch, 2 Tropfen Lavendel **Roll-on-Ölmischung:** 10 Tropfen Lavendel, 10 Tropfen Muskatellersalbei, 10 Tropfen Pfefferminze, Trägeröl nach Wahl. Bei innerer Anspannung und nervösen Stimmungsschwankungen auf die Handgelenke oder im Nacken auftragen.
Erschöpfung	Bergamotte, Limette, Wilde Orange, Zitrone, Basilikum, Eukalyptus, Pfefferminze, Rosmarin (Vorsicht bei zu hohem Blutdruck), Weihrauch	**Roll-on-Ölmischung:** 10 Tropfen Pfefferminzöl, 15 Tropfen Wilde Orange, Trägeröl nach Wahl. Regelmäßig auf die Handgelenke und hinter den Ohren auftragen.
Schlaf	Bergamotte, Sandelholz, Lavendel, Muskatellersalbei, Römische Kamille, Vetiver, Ylang Ylang, Zeder, Weihrauch	**Diffusormischung:** 3 Tropfen Lavendel, 1 Tropfen Vetiver, 1 Tropfen Römische Kamille **Roll-on-Ölmischung:** 10 Tropfen Lavendel, 5 Tropfen Vetiver, 5 Tropfen Weihrauch, 4 Tropfen Ylang Ylang, Trägeröl nach Wahl. Vor dem Schlafengehen auf den Nacken und die Fußsohlen auftragen. **Bad:** 5 Tropfen Lavendel und 2 Tropfen Vetiver mit 1 EL Jojobaöl mischen und als Badeöl ins Wasser mischen.
Heißhunger	Pfefferminze, Grapefruit, Zitrone	**Roll-on-Mischung:** 10 Tropfen Pfefferminze, 10 Tropfen Grapefruit, 10 Tropfen Zitrone, Trägeröl nach Wahl. Auf die Handgelenke auftragen und daran riechen.
Libido	Geranie, Jasmin, Muskatellersalbei, Neroli, Rose, Sandelholz, Ylang Ylang	**Diffusormischung:** 2 Tropfen Sandelholz, 2 Tropfen Muskatellersalbei, 2 Tropfen Geranie und 2 Tropfen Rose **Massagemischung:** 2 Tropfen Ylang Ylang, 2 Tropfen Jasmin und 2 Tropfen Sandelholz mit 1 EL Jojoba-, Mandel- oder fraktioniertem Kokosöl mischen und sanft in die Haut einmassieren.

Regulative Heilmethoden

In der Regulationsmedizin wird der Organismus geistig, energetisch und körperlich wiederhergestellt. Jetzt genau das Richtige für Sie!

Homöopathie, Schüßler-Salze und Bach-Blüten bieten eine sanfte, natürliche Unterstützung in den Wechseljahren. Sie helfen, das Gleichgewicht auf sanfte Weise wiederherzustellen.

Homöopathie

Als klassische Reiz-Regulationstherapie werden bei der Homöopathie die Selbstheilungskräfte des Körpers aktiviert. Sie beruht auf dem Lehrsatz »Similia similibus curentur« – »Ähnliches möge durch Ähnliches geheilt werden« und wurde vor über 200 Jahren von dem Arzt Samuel Hahnemann (1755–1834) begründet. Hahnemann lehnte die klassische Schulmedizin seiner Zeit ab und stufte sie sogar als gefährlich ein. Er war davon überzeugt, dass ein Stoff, der an einem gesunden Menschen ähnliche Symptome hervorruft wie bei einer Krankheit, diese auch heilen kann. Um die von ihm eingesetzten Mittel in ihrer Wirkung zu verstärken, nutzte er die Methode der Potenzierung.

Die Ausgangsstoffe homöopathischer Mittel sind größtenteils pflanzlicher Herkunft, beispielsweise Blätter, Wurzeln und Blüten, aber auch tierischen Ursprungs wie von der Honigbiene, der Waldameise oder des Propolis. Ebenfalls werden Metalle wie Gold und Kupfer und Säuren wie Salpetersäure verwendet.

Aufgrund ihres Herstellungsverfahrens gerät die Homöopathie immer wieder in den Mittelpunkt von Kritik. Fehlende medizinische Wirksamkeit und esoterische Scharlatanerie werden vorgeworfen, da es sich um ein Verdünnungsverfahren in Zehnerpotenzen handelt, sodass im Endprodukt oftmals kein Wirkstoff mehr nachweisbar ist. Dieser ist nur bei Mitteln mit niedriger Potenz (D1 bis D12) noch feststellbar. In Deutschland ist die Herstellung genauestens kontrolliert, da jeder Hersteller homöopathischer Arzneimittel sich an die strengen Vorschriften des Homöopathischen Arzneibuches (HAB) halten muss. Wie jedes Arzneimittel, müssen auch die Homöopathika erst zugelassen werden, um dann in der Apotheke verkauft zu werden.

Ich persönlich habe sowohl bei meiner Familie, unseren Haustieren als auch bei mir selbst, sowie bei Patientinnen und Patienten in der Apotheke sehr gute Erfahrungen mit der Homöopathie gemacht, da sie für mich eine sanfte, nebenwirkungsarme Therapiemöglichkeit darstellt. In der Selbstmedikation sollten die Potenzen D12 oder D6 gewählt werden, alle anderen gehören in die Hand von Heilpraktikern und Ärzten, da es nach einer gründlichen Anamnese einer sorgfältigen Auswahl des richtigen Mittels bedarf. Für den Eigenbedarf orientiert man sich an den Anwendungsgebieten und den Leitsymptomen, um geeignete Homöopathika zu finden. Obwohl die Homöopathie individuell wirkt, gibt es klassische Mittel, die in den Wechseljahren hilfreich sein können.

Homöopathische Mittel in den Wechseljahren

homöopathisches Mittel	hilfreich bei
Sepia	Hitzewallungen, Erschöpfung, Reizbarkeit und dem Gefühl, »alles wächst mir über den Kopf«. Typisch: das Bedürfnis nach Ruhe, Rückzug und Abstand.
Lachesis	besonders bei heftigen Hitzewallungen, die von Kopf und Brust ausgehen, oft verbunden mit Herzklopfen, Schlafstörungen und Gereiztheit. Typisch: Verschlimmerung durch Enge (z. B. enge Kleidung am Hals).
Sulphur	starkem Schwitzen, besonders nachts, kombiniert mit Unruhe und einem »inneren Hitzegefühl«. Bei schneller Überlastung und schlechter Erholung.
Pulsatilla	Stimmungsschwankungen, Weinerlichkeit, dem Bedürfnis nach Nähe und Trost. Beschwerden wechseln schnell: heute Hitzewallung, morgen Kältegefühl.
Ignatia	wenn emotionale Belastungen, Traurigkeit, Kloß-im-Hals-Gefühl oder innere Anspannung im Vordergrund stehen.
Cimicifuga	besonders bei Gelenk- und Muskelschmerzen, Kopfschmerzen und depressiver Verstimmung im Rahmen der Wechseljahre.

Einnahme

Bei der Einnahme von Homöopathika gibt es einige Dinge zu beachten, damit die Mittel ihre Wirkung optimal entfalten können. Nehmen Sie die Globuli, Tropfen oder Tabletten am besten mit etwas Abstand zu den Mahlzeiten ein, etwa 15 Minuten vorher oder nachher. Achten Sie darauf, dass der Mund frei von starkem Geschmack ist. Direkt nach dem Zähneputzen, nach Kaffee, Alkohol, Pfefferminze oder Kaugummi empfiehlt es sich ebenfalls, mit der Einnahme zu warten. Globuli und Tabletten sollten Sie im Mund langsam zergehen lassen, vorzugsweise unter der Zunge. Tropfen können Sie einen Moment im Mund behalten, bevor Sie sie schlucken.

Bewahren Sie Ihre Homöopathika geschützt auf, fern von Sonne, Hitze, Feuchtigkeit und intensiven Gerüchen wie ätherischen Ölen oder Parfum. Berühren Sie die Globuli möglichst nicht mit den Fingern, sondern nehmen Sie diese aus dem Deckel oder mit einem Holz- oder Plastiklöffel. Halten Sie sich an die Dosierungsangaben, die Sie auf der Packung finden oder von Ihrer Therapeutin bzw. Ihrem Therapeuten erhalten haben.

Denken Sie daran: In der Homöopathie zählt nicht die Menge, sondern vor allem die richtige Mittelwahl. Beobachten Sie nach der Einnahme, wie Ihr Körper reagiert. Eine kurzzeitige Erstverschlimmerung, also das Aufflammen der Symptome, kann vorkommen und ist häufig ein Zeichen dafür, dass Ihr Organismus auf das Mittel anspricht.

Schüßler-Salze

Der geistige Vater der Schüßler-Salze, Wilhelm Heinrich Schüßler, war quasi mein Nachbar. Er wurde 1821 im norddeutschen Bad Zwischenahn geboren, das gerade einmal knapp 20 Kilometer von meinem ursprünglichen Heimatdorf entfernt ist. Schüßler war zu Beginn seiner ärztlichen Laufbahn ein begeisterter Anhänger der Homöopathie. Er war sogar der erste im Großherzogtum Oldenburg tätige Arzt, der seine Patienten rein homöopathisch behandelte. Damit aber nicht genug, er entwickelte kurzerhand seine eigene Mineralstoff-Heilmethode. Wilhelm Heinrich Schüßler analysierte zu Beginn, welche Salze in welchen Geweben und Organen vorkommen, um die Wirkungen der einzelnen Salze festlegen zu können.

Heute gibt es 24 Salze gegen zahlreiche Beschwerden. Schüßler verwendete Mineralstoffsalze in Verdünnungen, um Funktionen im Körper anzuregen und regulierend zu wirken. Er stellte fest, dass die Salze in einer homöopathischen Verdünnung viel intensiver wirken, als wenn die entsprechenden Mineralsalze über die Nahrung aufgenommen werden.

Sie können sich die Schüßler-Salze wie einen Türsteher in der Disko vorstellen.

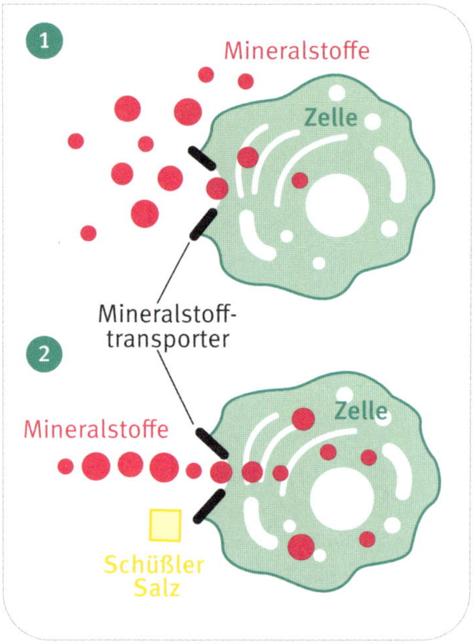

Schüßler-Salze als Türsteher/ordnende Funktion

Statt dass sich alle vor dem Eingang tummeln und es zum Chaos kommt, sorgt er für den geordneten Einlass. So kommen in kürzerer Zeit mehr Menschen in die Disko – ähnlich ist es auch mit Ihren Körperzellen. Schüßler-Salze regulieren die Aufnahme der Mineralsalze in die Zelle, die dann den geordneten Betrieb wieder aufnehmen kann.

Die Salze 1 bis 12 sind die Basissalze, da diese Mineralstoffe alle natürlich im menschlichen Körper vorkommen und so als Bausteine direkt verwendet werden können. Dies sind auch die Salze, die Wilhelm Heinrich Schüßler selbst erforschte. Nach seinem Tod beschäftigten sich viele medizinisch geschulte Menschen aus dem alternativen Heilbereich sowie Apothekerinnen und Apotheker mit der Frage, ob noch weitere Salze wichtig wären. So kamen die 12 Ergänzungssalze dazu, die allerdings als reiner Zusatz zu den Basissalzen zu verstehen sind.

Einnahme

Akute Beschwerden: 1 Tablette eines Schüßler-Salzes alle 5 bis 15 Minuten bis zur Besserung der akuten Symptome.

Chronische Beschwerden: 1 bis 2 Tabletten eines Schüßler-Salzes 3- bis 6-mal täglich über einen Zeitraum von 6 bis 8 Wochen. Wenn sich eine Besserung zeigt, dann weitermachen bis zum Abklingen der Beschwerden. Eine solche Behandlung kann mehrere Monate dauern.

Art der Einnahme: Sie legen die Tabletten in den Mund und lassen sie zergehen. Dadurch können die Mineralstoffe direkt über die Mundschleimhaut aufgenommen werden. Wichtig ist deshalb ein zeitlicher Abstand zu den Mahlzeiten. Die Einnahme sollte mindestens 15 Minuten vor oder 30 Minuten nach einer Mahlzeit erfolgen. Auch sollten Sie direkt vor und nach der Einnahme auf Kaffee, Tee, Pfefferminz oder Zahnpasta verzichten, weil auch das die Aufnahme der Schüßler-Salze stören kann.

Nehmen Sie mehrere Schüßler-Salze gleichzeitig ein, wie bei Kuren, dann können Sie alle Tabletten der Tagesdosis morgens in eine Flasche stilles Wasser geben und über den Tag verteilt austrinken. Die Tabletten lösen sich nicht ganz auf, deshalb können Sie ruhig 1 bis 2 Tabletten mehr als die Tagesdosis beträgt ins Wasser geben. Oder aber Sie verwenden das Pulver, welches sich rückstandslos auflöst, allerdings für unterwegs nicht so praktisch ist.

Darreichungsform: Als Hilfsstoff ist in den Tabletten Laktose. Sollten Sie eine Laktoseunverträglichkeit haben, können Sie Tropfen nehmen, die allerdings Alkohol enthalten. Eine alkoholfreie Alternative sind Globuli, die auch für Kinder geeignet sind. Neben den klassischen Tabletten gibt es auch Cremes für den äußerlichen Gebrauch. Statt mit Laktose werden hier die Mineralsalze mit einer Salbengrundlage verrieben. Sie können sie begleitend und unterstützend zur inneren Anwendung nutzen. Die Mineralstoffmoleküle werden bei der Creme direkt über die Haut aufgenommen und helfen so bei akuten und chronischen Erkrankungen. Achten Sie darauf, dass die Creme frei von Duftstoffen und Mikroplastik ist.

Schüßler-Salze in den Wechseljahren

Nr. und Name	gilt als	Wirkung	Hilfe in den Wechseljahren
Nr. 1: Calcium fluoratum	das Salz für Elastizität und Bindegewebe	stärkt das Bindegewebe, die Haut, die Nägel, die Knochen und die Gefäße	hilft bei nachlassender Spannkraft von Haut und Gewebe, Neigung zu Falten, Krampfadern oder Bindegewebsschwäche. Unterstützt auch die Knochendichte (Osteoporose-Prophylaxe).
Nr. 2: Calcium phosphoricum	das Salz für Aufbau und Kraft	Knochen- und Blutbildung, Energie für Körper und Psyche	unterstützt bei Osteoporose, allgemeiner Erschöpfung, Knochen- und Gelenkbeschwerden. Fördert die emotionale Stabilität bei Stimmungsschwankungen.
Nr. 3: Ferrum phosphoricum	das Salz für Abwehr und Sauerstoff	verbessert die Sauerstoffversorgung, unterstützt das Immunsystem und stärkt die Entzündungsabwehr	hilft bei beginnenden Hitzewallungen, innerer Unruhe oder leichter Erschöpfung. Unterstützt bei entzündlichen Prozessen (z. B. Blase, Gelenke), die in dieser Lebensphase häufiger auftreten können.

Nr. und Name	gilt als	Wirkung	Hilfe in den Wechseljahren
Nr. 4: Kalium chloratum	das Salz für Schleimhäute und Regeneration	Regeneration nach Entzündungen, Schleimhautschutz	bei trockenen Schleimhäuten (Vagina, Mund, Nase), Verdauungsproblemen durch die hormonelle Umstellungen, Hautirritationen oder Ekzemen.
Nr. 5: Kalium phosphoricum	das Salz für Nerven und Psyche	Nervenstärkung, geistige Leistung, Stimmungsaufhellung	ideal bei Nervosität, Schlafstörungen, Stimmungsschwankungen, depressiven Verstimmungen oder mentaler Erschöpfung. »Die Seelennahrung« in dieser Zeit. Hilft auch bei diffusem Heißhunger. Möglichst nicht nach 17 Uhr einnehmen.
Nr. 7: Magnesium phosphoricum	das Salz für Entspannung und Krampflösung	entspannt die Muskeln, lindert Krämpfe und hilft bei Nervosität	hilft bei Hitzewallungen, innerer Unruhe, Schlafstörungen, nervösen Herzbeschwerden, Kopfschmerzen oder krampfartigen Schmerzen (z. B. Bauch, Rücken). Beliebt als »Heiße Sieben« zum Runterkommen.
Nr. 8: Natrium chloratum	das Salz für den Flüssigkeitshaushalt	reguliert den Wasserhaushalt, fördert die Feuchtigkeit, wirkt auf die Haut und Schleimhäute	unterstützt bei trockenen Augen, trockener Haut, vaginaler Trockenheit, Neigung zu Wassereinlagerungen oder unregelmäßigem Schwitzen. Hilft auch bei wechselhafter Stimmung.
Nr. 11: Silicea	das Salz für Struktur und Schönheit	stärkt Bindegewebe, Haut, Haare, Nägel, Sehnen und Knochen	für brüchige Nägel, bei Haarausfall, Faltenbildung, Bindegewebsschwäche und bei Zucken des Augenmuskels. Unterstützt das Selbstbewusstsein in dieser körperlich und emotional verändernden Zeit.
Nr. 20: Kalium aluminium sulfuricum	das Salz für Hormonsystem und Nervenkraft	unterstützt die hormonelle Balance, wirkt stärkend auf das Nervensystem	besonders bei Gedächtnisschwäche, Konzentrationsproblemen (»brain fog«), Stimmungsschwankungen und allgemeiner Unsicherheit hilfreich.
Nr. 21: Zincum chloratum	das Salz für Immunsystem und Hormone	wirkt auf das Immunsystem, das Hormonsystem und das Nervensystem	unterstützt hormonelle Regulation, hilft bei Schlafstörungen, geistiger Erschöpfung, nervöser Unruhe und Hautproblemen (z. B. Spätakne).

Schüßler-Salz-Kuren

Schüßler-Salze können gut miteinander kombiniert werden. In der Regel können Sie 2 bis 4 Salze kurmäßig über 6 bis 8 Wochen anwenden, da sich die Salze in ihrer Wirkung sehr gut ergänzen.

Energiemangel
Schüßler-Salze Nr. 2, 5 und 7
Morgens 6 Tabletten Nr. 2, mittags 6 Tabletten Nr. 5 und abends 6 Tabletten Nr. 7 lutschen. Oder alle Tabletten in eine Flasche mit stillem Wasser geben und bis nachmittags austrinken. Jeden Schluck kurz im Mund behalten.

Hitzewallungen
Schüßler-Salze Nr. 3, 7, 8, 21
Jeweils 6 Tabletten über den Tag verteilt einnehmen.

Osteoporose
Schüßler-Salze Nr. 1, 2 und 11
Einnahmeempfehlung: Jeweils 6 Tabletten über den Tag verteilt einnehmen.

Trockene Schleimhäute
Schüßler-Salze Nr. 4, 8 und 20
Jeweils 6 Tabletten über den Tag verteilt einnehmen.

Extra-Tipp: Die Heiße Sieben
Magnesium phosphoricum (Nr. 7) eignet sich wunderbar abends zur Entspannung und zum Relaxen. Lösen Sie 10 Tabletten Schüßler-Salz Nr. 7 in einem Becher heißem (nicht kochendem) Wasser auf, rühren mit einem Plastik- oder Holzlöffel um und trinken ihn in kleinen Schlucken aus. Gut ist es, wenn Sie jeden Schluck kurz im Mund behalten, bevor Sie ihn trinken.

Bach-Blüten

Der Arzt Edward Bach hält uns in seinen Schriften schonungslos den Spiegel vor. Nach ihm sind Krankheiten »geistig-seelische Verdauungsstörungen« aufgrund der fehlenden Verbindung zu uns selbst und der eigenen inneren Führung. Das Ziel seiner von ihm entdeckten Blütentherapie ist die Rückverbindung zu sich selbst, um sich eigenverantwortlich um seine Gesundheit zu kümmern.

In den 1930er Jahren entwickelte Bach ein System von 38 Blütenessenzen, die aus verschiedenen wild wachsenden Blumen und Bäumen gewonnen werden und ordnete jeder der 38 Essenzen »disharmonische Seelenzustände der menschlichen Natur« zu, um diese, wie er sie nennt, »geistig-seelischen Verdauungsstörungen« individuell lindern zu können. Edward Bach war mit dieser damals ungewöhnlichen Herangehensweise an Krankheiten ein Pionier.

Die Auswahl der Pflanzenstoffe erfolgt durch eine individuelle Beratung oder intensive Auseinandersetzung mit der Bach-Blütentherapie, bei der die persönlichen Gefühlszustände und Gemütslagen berücksichtigt werden. Die Blütenessenzen wirken über Impulse, mit denen sie Informationen hochfrequent übermitteln, um die Selbstheilungskräfte zu aktivieren. Da die Anwendung der Bach-Blüten keine Nebenwirkungen mit sich bringt, ist die Selbstanwendung nicht nur gewünscht, sondern durchaus empfehlenswert. Auch die Gefahr der Überdosierung oder eines Gewöhnungseffektes ist nicht gegeben. Die Bach-Blütentherapie kann auch beliebig mit anderen Methoden oder Heilmitteln kombiniert werden. Spannenderweise war Bach genau wie Schüßler erst überzeugter Homöopath, bevor er dann ebenso sein eigenes Wirkprinzip entwickelte. Seine Bücher und Schriften sind absolut lesenswert, da er Gesundheit anders definiert und daraus ableitet, dass es ein seelisches Fundament aus Vertrauen braucht, das uns in der Annahme bestärkt, dass alles im Leben für uns ist.

Einnahme

Bei der Einnahme von Bach-Blüten können Sie nichts falsch machen, denn sie sind einfach anzuwenden und frei von Nebenwirkungen. Entscheidend ist nicht die Menge, sondern die Regelmäßigkeit. In der Regel nehmen Sie 4-mal täglich 4 Tropfen ein. Entweder direkt auf die Zunge oder in einem Glas Wasser, das Sie über den Tag verteilt schluckweise trinken. In akuten Situationen, etwa bei plötzlicher innerer Unruhe oder Stress, können Sie die Tropfen auch häufiger einnehmen, zum Beispiel Rescue-Tropfen direkt auf die Zunge. Bach-Blütenmischungen bestehen meist aus 2 bis 7 ausgewählten Blüten, die genau zu Ihrer seelischen Situation passen. Veränderungen sind manchmal schon nach wenigen Tagen spürbar, manchmal braucht es aber auch 2 bis 3 Wochen, bis sich die Wirkung sanft entfaltet. Achten Sie bitte darauf, die Fläschchen dunkel, kühl und geschützt vor direkter Sonne aufzubewahren. Vermeiden Sie es, die Pipette direkt in den Mund zu nehmen – geben Sie die Tropfen stattdessen auf einen Holz- oder Plastiklöffel oder ins Glas. Sie dürfen sich sicher sein: Bach-Blüten können mit allen anderen Therapien kombiniert werden, ohne dass Nebenwirkungen oder Wechselwirkungen auftreten. Wichtig ist allein, dass die gewählten Blüten Ihre aktuelle seelische Verfassung widerspiegeln.

Bach-Blüten in den Wechseljahren

Bach-Blüte	Hilfe in den Wechseljahren
Walnut	für jede Frau in den Wechseljahren geeignet. Sie unterstützt Sie in diesen Zeiten des Übergangs und Wandels. Sie ist hilfreich, um sich leichter auf die neuen Lebensphasen einzulassen und alte Bindungen loszulassen.
Larch	stärkt das Selbstvertrauen, wenn Selbstzweifel auftauchen oder Sie sich nicht mehr attraktiv und leistungsfähig fühlen.
Mimulus	Bei konkreten Ängsten, z. B. vor Alterung, Krankheit, Alleinsein oder der Zukunft.
Mustard	passend, wenn bei Ihnen plötzliche, grundlose Traurigkeit oder depressive Verstimmungen auftreten.
Hornbeam	bei Müdigkeit, Erschöpfung und dem Gefühl, nicht mehr die nötige Kraft für den Alltag zu haben.
Olive	bei Ausgelaugtsein und Energielosigkeit nach langen Belastungen.
Honeysuckle	wenn Sie gedanklich in der Vergangenheit hängen und Schwierigkeiten haben, die neue Lebensphase zu akzeptieren.
Crab Apple	hilfreich bei Unzufriedenheit mit dem eigenen Körperbild, z. B. durch Gewichtszunahme, Hautveränderungen oder Falten.
Rescue-Tropfen	Das Notfallmittel für akute Stressmomente, innere Unruhe oder plötzliche Hitzewallungen, die auch emotional stark belasten.

Hormonersatztherapie

Es gibt nur wenige Themen, die sehr umstritten sind, die Hormonersatztherapie gehört definitiv dazu. Schauen wir genauer hin.

Ein Ratgeber über die Wechseljahre ohne ein Kapitel über die Hormonersatztherapie? Undenkbar. Viele Frauen sind enorm verunsichert, weil widersprüchliche Informationen kursieren und selbst Gynäkologinnen und Gynäkologen leider nicht immer auf dem neuesten Stand der Wissenschaft sind.

Die Hormonersatztherapie war lange in Verruf aufgrund der Veröffentlichung einer WHI-Studie (Women's Health Initiative) aus dem Jahr 2002, in der das Östrogen mit einem erhöhten Risiko für Brustkrebs in Verbindung gebracht wurde. Es gab einen Aufschrei in der Fachwelt und die Hormone hatten ihren Stempel weg. Bei genauerem Hinsehen konnte allerdings eine Fehlinterpretation der Studiendaten ausgemacht werden, was dazu führte, dass die Autorinnen der WHI-Studie Manson und Kaunitz ihre Aussage 2016 offiziell korrigierten. Es gibt dazu ein gemeinsames Statement der Menopausengesellschaften (Deutschland, Österreich und Schweiz) aus dem März 2016: »Die Autoren der WHI-Studie bedauern die Fehlinterpretation von Studiendaten. Eine Hormonersatzbehandlung in den Wechseljahren bietet mehr Nutzen als Risiken.«

Selbstverständlich bedarf es vor Beginn einer Hormonersatztherapie einer ausführlichen Anamnese und der Berücksichtigung individueller Symptome, um Frauen den Leidensdruck in den Wechseljahren zu nehmen und die Möglichkeit des gesunden Alterns zu ermöglichen. Ein generelles Ablehnen von

Hormonen ist jedoch längst nicht mehr zeitgemäß.

Welche Hormone werden eingesetzt?

Ich persönlich bin weder pro noch contra, allerdings bin ich eine Befürworterin davon, dass Sie als Leserin das Wissen bekommen, für sich selbst und Ihre Gesundheit die bestmögliche Entscheidung zu treffen.
Hormone sind nicht gleich Hormone. Es gibt bioidentische Hormone, die den gleichen Aufbau haben wie unsere physiologischen Hormone und deshalb genauso wirken. Und es gibt synthetische, nicht physiologische Substanzen, die mit unseren körpereigenen Hormonrezeptoren interagieren. Anhand von Östrogenpräparaten lässt sich gut zeigen, wie viele unterschiedliche Wirk- und Applikationsformen es am Markt gibt.

Östradiol: Dies ist das Haupt-Östrogen, das der weibliche Körper produziert. Östradiol wird oft als bioidentisches Östrogen betrachtet und kann synthetisch hergestellt oder aus pflanzlichen Quellen wie Sojabohnen oder Yamswurzeln extrahiert werden.

Ethinylestradiol: Ethinylestradiol ist eine synthetische Form von Östrogen, die häufig in kombinierten hormonellen Verhütungsmitteln, wie der Antibabypille, verwendet wird.

Conjugated Equine Estrogens (CEE): Diese Form von Östrogen wird aus dem Urin trächtiger Stuten gewonnen. Es ist eine Mischung verschiedener Östrogene, darunter Estrone, Equilin und 17-Alpha-Estradiol.

Östriol: Östriol ist ein weiteres natürlich vorkommendes Östrogen und wird manchmal in Hormonersatztherapien eingesetzt. Es wird oft aus pflanzlichen Quellen gewonnen.

Östrogen in Kombination mit Gestagenen: In einigen Fällen werden Östrogen- und Gestagenpräparate kombiniert, um das Risiko einer unkontrollierten Wucherung der Gebärmutterschleimhaut zu verringern.

Transdermale Östrogenpräparate: Östrogen kann auch in Form von Pflastern, Gelen oder Cremes angeboten werden, die über die Haut aufgenommen werden. Diese können Östradiol oder andere bioidentische Östrogene enthalten.

Die Qual der Wahl

Die Wahl des Östrogenpräparats hängt oft von verschiedenen Faktoren ab, darunter die spezifischen Symptome oder Bedingungen, die behandelt werden sollen, sowie individuelle Präferenzen und Gesundheitsrisiken. Die derzeit risikoärmste Variante der Hormonersatztherapie ist die Gabe von transdermalem

Östradiol und oralem Progesteron, beides bioident. Die Dosierung ist individuell und verändert sich auch im Laufe der Wechseljahre.

Eine Hormonersatztherapie sollte immer mit der regelmäßigen Bestimmung der Hormone Hand in Hand gehen und regelmäßig angepasst werden. Zu viele Faktoren beeinflussen den hormonellen Regelkreis, als dass eine einmal festgelegte Dosierung bis ins Alter gültig sein könnte. Stress oder auch Infekte mit beispielsweise SARS-CoV-2 können etwa die Hormone völlig aus der Balance bringen mit weitreichenden Folgen für den Körper.

Optimalerweise sollten Sie mit einer Hormonersatztherapie 1 bis 2 Jahre nach der Menopause anfangen, um den möglichen Auswirkungen sinkender Hormonspiegel wie Osteoporose oder Herz-Kreislauf-Erkrankungen vorzubeugen. Allerdings kann es auch bereits in der Perimenopause nötig sein, Hormone zu substituieren oder erst Jahre nach der Menopause damit zu beginnen. So wie sich die Beschwerden in den Wechseljahren immer wieder im Laufe der Zeit ändern, ändert sich auch der Bedarf an bioidenten Hormonen. Denken Sie daran – wir Frauen sind zyklische Wesen, unser Hormonbedarf ist nicht starr und kontinuierlich gleich.

Sollten Sie sich für eine Hormonersatztherapie mit bioidenten Hormonen entscheiden, möchte ich Sie ermutigen, auf Ihren Körper zu hören und die Dosierung Ihren Bedürfnissen anzupassen. Stress, Schlafmangel, Emotionen, Infekte, Ihre Darmgesundheit, Ihre Leberfunktion, Blutzuckerschwankungen, zu viel oder zu wenig Bewegung, Ihre Ernährung, aber auch die Schilddrüse beeinflussen Ihre Hormonbalance. Wenn Sie ein Östrogengel nehmen, können Sie die Hübe anpassen. Bei der oralen Einnahme von Progesteron sollten Sie darauf achten, dass Ihnen 100 mg verordnet werden, da Sie dann zwischen 100 und 200 mg pro Dosis variieren können. Die Wirkungen von Östrogen und Progesteron finden Sie im Kapitel »Das Gleichgewicht der Hormone« (Seite 10), daran können Sie sich orientieren.

Generell kann man sagen, dass Sie sich mit der Hormonersatztherapie besser fühlen werden als ohne. Wenn dies nicht der Fall ist, sollte dies mit der behandelnden Ärztin/dem behandelnden Arzt besprochen und die Dosis angepasst werden.

SOS – was nun? Schnelle Hilfe bei Beschwerden

Die Wechseljahre fühlen sich manchmal an wie ein Tsunami – überall Wasser und kein Land in Sicht. Mit diesen akuten Praxistipps werden die Beschwerden erträglicher.

Ich möchte, dass Sie einen Rettungsring haben, der Sie erstmal über Wasser hält, damit Sie sich orientieren können, welche Schritte als nächstes sinnvoll sind. Es sind häufig nicht einzelne, sondern gleich mehrere Beschwerden, die den Alltag in der Lebensmitte zur Herausforderung werden lassen. Da stellen sich schnell die Fragen: »Wo fange ich an?« und »Was ist jetzt am wichtigsten?«

Kümmern Sie sich immer um das Symptom als erstes, welches Sie am stärksten beeinträchtigt. Und nur um das, denn manchmal lindern Sie auf diese Weise weitere Beschwerden gleich mit. Ich stelle Ihnen hier für die Leitsymptome, also die häufigsten Beschwerden in der Peri- und Postmenopause, jeweils drei einfache, leicht umzusetzende Tipps vor. In einer Zeit, in der gefühlt alles Kopf steht, ist es wichtig, Schritt für Schritt vorzugehen und nicht gleich einen Marathon von Veränderungen umsetzen zu wollen. Wenn Sie zu viel auf einmal wollen, bekommen Sie zusätzlichen Stress, der den Teufelskreis der Wechseljahresbeschwerden nur unnötig anfeuert.

Gehen Sie mit Bedacht Ihren Weg, wird es mit jedem Schritt leichter und Sie werden mit Freude Ihr Leben neu kalibrieren. Denn das ist es, was Sie brauchen – eine völlig neue Herangehensweise an Ihren Alltag, da die Strategien, die Ihnen in Ihren 20ern und 30ern gut gedient haben, nicht mehr funktionieren.

Hitzewallungen

Hitzewallungen sind nicht einfach nur ein bisschen Hitze. Sie fühlen sie kurz vorher schon in sich aufsteigen und neben dem Schwitzen kommen häufig auch Kreislaufprobleme wie Schwindel oder Übelkeit dazu.

Atmung beruhigen: Legen Sie die Hände auf Ihren Bauch und atmen Sie tief in Ihren Bauch hinein. Nutzen Sie die Box-Atmung, indem Sie 4 Sekunden einatmen, die Luft 4 Sekunden anhalten und 4 Sekunden ausatmen.

Cool bleiben: Trinken Sie ein Glas kühles Wasser, nehmen Sie ein kaltes Fußbad oder lassen Sie kaltes Wasser über Ihren Puls am Handgelenk laufen. Das senkt die Körpertemperatur sofort.

Detox-Tee: Ihr Körper entgiftet über die monatliche Menstruation. Fällt diese aus, übernimmt unter anderem der Schweiß diese wichtige Stoffwechselfunktion. Trinken Sie täglich vormittags 1 bis 2 Becher Detox-Tee, gerne mit Brennnesselblättern, Schachtelhalm, Löwenzahn, Birkenblättern, Schafgarbe oder Ingwer.

Schlafstörungen

Entweder können Sie nicht einschlafen, wachen nachts auf und können aufgrund des abgesprungenen Gedankenkarussells nicht wieder einschlafen.

Detox-Tee

2 TL Brennnesselblätter, 1 TL Löwenzahnkraut, 1 TL Birkenblätter, ½ TL Fenchelsamen und optional etwas Ingwer oder eine Zitronenscheibe mit 250 ml heißem Wasser übergießen und 8 bis 10 Minuten ziehen lassen. Heiß trinken.

Kurze Einschlaf-Routine: z. B. echtes Lavendelöl auf die Handgelenke geben, Dehnübungen, Dankbarkeitsliste, Heiße Sieben (Seite 117). Beruhigt Körper und Geist, bereitet Sie auf besseren Schlaf vor.

Kühl schlafen: Regulieren Sie die Temperatur im Schlafzimmer auf 16 bis 18 °C, nutzen Sie eine leichte Bettdecke und bevorzugen Sie Bettwäsche aus Baumwolle oder Seide.

Kräuterhilfe: Nutzen Sie pflanzliche Helfer wie Baldrian, Lavendel oder Passionsblume als Tee oder Tropfen.

Zyklusstörungen

Bevor die Menstruation ausbleibt, wird die Periode unregelmäßig und oft auch sehr heftig.

Menstruationstage tracken: Nutzen Sie Apps oder Kalender, die Ihnen helfen, Muster zu erkennen und im Gespräch mit Ihrer Ärztin oder Ihrem Arzt wertvoll sind.

Leber entlasten: Nehmen Sie weniger Alkohol und Zucker zu sich und essen Sie dafür mehr Bitterstoffe – unterstützt die Hormonbalance.

Nährstoff-Check: Lassen Sie die Spiegel der Mineralstoffe Eisen, B-Vitamine und Omega-3-Fettsäuren überprüfen.

Blasenschwäche/häufige Harnwegsinfekte

Die Blase und der Beckenboden machen in den Wechseljahren häufig Probleme.

Beckenboden aktivieren: Machen Sie mehrmals täglich kurze Anspannungsübungen, indem Sie beim Wasserlassen den Harnstrahl mehrmals anhalten oder den Beckenboden wie bei einem Fahrstuhl in mehreren Etappen nach oben ziehen.

Hydrieren: Trinken Sie mindestens 2 bis 2,5 l stilles Wasser oder Kräutertee, um Keime auszuspülen und die Blase zu trainieren.

Probiotika: Nehmen Sie bei häufigen Harnwegs- und Vaginalinfekten ein qualitativ hochwertiges Multispezies-Probiotikum, da Ihnen in den Wechseljahren physiologisch Laktobazillen fehlen, was zu einem ungesunden pH-Wert in der Blase und der Vagina führt.

Gewichtszunahme

Ihre Muskelmasse nimmt ab, dafür leider der Umfang am Bauch zu. Es ist normal, dass sich Ihr Energiebedarf in der Lebensmitte ändert.

Eiweißreich essen: Essen Sie täglich 1 bis 2 g Eiweiß pro kg Körpergewicht. Ausreichend Protein unterstützt Ihre Muskulatur und gibt Ihnen ein sattes Gefühl.

Bewegung im Alltag: Laufen Sie mindestens 10 000 Schritte am Tag. Lassen Sie keine Gelegenheit aus, sich zu bewegen – Treppe statt Fahrstuhl, Fahrrad statt Auto, Spaziergang statt Mittagsschlaf. Lieber kontinuierliche Bewegung statt Extremsport.

Stressmanagement: Senken Sie Ihren Cortisolspiegel durch regelmäßige Meditation und Atemübungen, da Stress die Gewichtszunahme fördert.

Stimmungsschwankungen/depressive Verstimmungen

Aus Stimmungsschwankungen können in der Perimenopause regelrechte schwarze Löcher werden.

Licht tanken: Seien Sie jeden Tag 20 Minuten draußen – das natürliche Sonnenlicht hebt Ihren Serotoninspiegel und lässt Sie Vitamin D bilden.

Nährstoffe: Lassen Sie die Spiegel von Magnesium, Vitamin D und Omega-3-Fettsäuren überprüfen und nehmen Sie bei Bedarf Nahrungsergänzungsmittel.

Reden und Verbinden: Austausch mit Freundinnen/Freunden oder in einer Community mit Gleichgesinnten (zum Beispiel meine Community YouVolution auf Skool). Zu wissen, dass Sie nicht die Einzige mit Problemen in der Lebensmitte sind, entlastet sofort.

Gelenkschmerzen

Muskel- und Gelenkschmerzen sind leider ein sehr häufiger Begleiter bereits in der Perimenopause.

Bewegen statt schonen: Machen Sie sanftes Yoga, Schwimmen oder Walking. Das hält Ihre Gelenke geschmeidig.

Antientzündliche Ernährung: Essen Sie weniger Zucker, viel Gemüse und Gewürze wie Kurkuma. Zusätzlich sorgen Sie für einen hohen Omega-3-Spiegel.

Wärme/Kälte gezielt: Nutzen Sie Wärmekissen oder Kältepacks – je nachdem, was Ihnen guttut.

Herz-Kreislauf-Beschwerden

In den Wechseljahren kommt es immer wieder zu Extrasystolen, die sich wie Herzstolpern anfühlen. Das kann zu Panik führen, ist aber, eine Kontrolle beim Kardiologen vorausgesetzt, meistens nicht gefährlich. Allerdings sinkt der Schutz für Ihr Herz, wenn das Östrogen weniger wird und altersbedingt steigt oft der Blutdruck.

Pulskontrolle: Messen Sie regelmäßig Ihren Blutdruck und Ihren Puls, um sich sicherer zu fühlen.

Weißdorn: Nehmen Sie ein qualitativ hochwertiges Weißdornpräparat aus der Apotheke. Diese Heilpflanze stärkt die Pumpkraft des Herzens und hält Ihre Gefäße elastisch.

Ausdauer sanft aufbauen: Machen Sie tägliche Spaziergänge, fahren Sie Rad oder schwimmen Sie – diese Ausdauersportarten stärken Ihr Herz und Ihre Gefäße.

Wechseljahrs-Journal

Um sich selbst in den Wechseljahren zu stärken, ist es wichtig, dass Sie sich erst einmal einen Überblick verschaffen, was Ihnen guttut, was Sie jetzt brauchen und wie Sie Ihren Alltag an Ihre veränderten Bedürfnisse anpassen können.

Nehmen Sie sich ein Notizbuch und schreiben Sie auf:

- Welche körperlichen Veränderungen spüren Sie seit den letzten 5 bis 10 Jahren?
- Gibt es Muster (z. B. mehr Gewicht und/oder Bauchfett, schlechter Schlaf, veränderte Verdauung, unregelmäßiger Zyklus)?
- Wie fühlen Sie sich damit – körperlich und emotional?

Essens-Check

Notieren Sie eine Woche lang Ihre Mahlzeiten und beantworten Sie jeweils:

- Wie satt fühlen Sie sich nach dem Essen (auf einer Skala 1 bis 10)?
- Wie ist Ihre Energie eine Stunde nach der Mahlzeit?
- Hatten Sie Heißhunger zwischen den Mahlzeiten?
- Haben Sie morgens Hunger?

Schon nach wenigen Tagen werden Sie Muster erkennen.

Bewegungs-Check

- Welche Bewegungsform gibt Ihnen Energie *und* Freude?
- Wo können Sie mehr Alltagsbewegung einbauen (z. B. Treppe statt Aufzug, kleine Spaziergänge nach dem Essen)?

Stress-Check

- Wie viele wirkliche Pausen gönnen Sie sich am Tag?
- Welche Entspannungsmethode funktioniert bei Ihnen am besten (z. B. Atmung, Meditation, Musik, Spazierengehen)?
- Wann möchten Sie diese bewusst einplanen?

Wiederholen Sie Ihren persönlichen »Wechseljahrs-Check« in regelmäßigen Abständen. Sie sind ein Mensch, ein zyklisches Wesen und Ihre Bedürfnisse verändern sich in der Lebensmitte immer wieder. Also haben Sie einen liebevollen Blick auf sich selbst.

Quellenangaben

1 Yilmaz H, Yilmaz A. Hidden Hunger in the Age of Abundance: The Nutritional Pitfalls of Modern Staple Crops. Food Sci Nutr. 2025 Jan 2,13(2). e4610. dol: 10.1002/sn3.4610. PMID: 39901987; PMCID: PMC11788495

2 Kolleritsch S. Der Effekt eines Multispezies-Probiotikums auf die Linderung von Beschwerden in der Menopause. OM und Ernährung 2024, 188, 29–34

Stichwortverzeichnis

Empfehlungen von Ann-Katrin Kossendey-Koch

Im Folgenden finden Sie weiterführende Informationen

Hilfreiche Links

Link zur Meditation »Mitten im Wechsel«: youtu.be/gQDHTgpCGok?si=D7iv_xlL8IX8jtTd

Website der Autorin: www.gesundheitneuerleben.com

Buchtipps

Ann-Katrin Kossendey-Koch: Holy Shit – Dein Ratgeber für Kacktage. Branditodos, 2023

Ann-Katrin Kossendey-Koch: Holy Shit – Dein Journal für Kacktage. Branditodos, 2023

Ann-Katrin Kossendey-Koch: Erkrankungen von Magen und Darm. TRIAS, 2025

Mel Robbins: Die LET THEM Theorie. Goldmann, 2025

Terri Cole: Too much. Mankau, 2025

Dr. med. Catharina Hamm: Save your heart. dtv, 2024

Dr. med. Sheila de Liz: Women on fire. Rowohlt, 2020

Astrid Müller: Hormonchaos: Viele Symptome – eine Ursache. Facultas/Maudrich, 2023

Silja Sperling, Ulrike Zander, Karolin Lankreijer: Yoga für die Hormon-Balance. TRIAS, 2020

Thomas Feichtinger/Susana Niedan-Feichtinger: Schüßler kurz & bündig. TRIAS, 2018

Dr. med. Michael Nehls: Das Lithium-Komplott – Plädoyer für ein essenzielles Spurenelement. Mental Enterprises, 2025

Dr. Burkhard Jahn: Der gesunde Mensch. Braumüller, 2020

Bibliografische Information der Deutschen Nationalbibliothek:
Die Deutsche Nationalbibliothek verzeichnet diese Publikation in der Deutschen Nationalbibliografie; detaillierte bibliografische Daten sind im Internet über dnb.d-nb.de abrufbar.

Programmplanung: Katja Liese
Projektmanagement: Anja Bippus
Redaktion: Bettina Snowdon, Hamburg
Bildredaktion: Marie Crämer
Covergestaltung: © Thieme
Layout: CYCLUS · Visuelle Kommunikation, Stuttgart

Bildnachweis:
Covermotiv und Bild S. 3: Frau mit Pflanzen © Iryna Davydenko/stock.adobe.com – edited and composed by Thieme,
Pflanzen-Icon © zuki-uki/stock.adobe.com – edited by Thieme
Autorinnenfoto: © Markus Hibbeler
Zeichnungen: Martina Bürger, Münster; Susi Schaaf, Bellheim

1. Auflage 2026

TRIAS Verlag in Georg Thieme Verlag KG
Oswald-Hesse-Straße 50, 70469 Stuttgart

Satz und Repro: Medienservice Frauchiger, Kumhausen
Druck: AZ Druck und Datentechnik GmbH, Kempten

Gedruckt auf chlorfrei gebleichtem Papier
Printed in Germany

ISBN 978-3-432-12158-1
eISBN (ePub) 978-3-432-12159-8

1 2 3 4 5 6

FSC www.fsc.org MIX Papier | Fördert gute Waldnutzung FSC® C008457

Wichtiger Hinweis: Wie jede Wissenschaft ist die Medizin ständigen Entwicklungen unterworfen. Forschung und klinische Erfahrung erweitern unsere Erkenntnisse. Ganz besonders gilt das für die Behandlung und die medikamentöse Therapie. Bei allen in diesem Werk erwähnten Dosierungen oder Applikationen, bei Rezepten und Übungsanleitungen, bei Empfehlungen und Tipps dürfen Sie darauf vertrauen: Autor*innen, Herausgeber*innen und Verlag haben große Sorgfalt darauf verwandt, dass diese Angaben dem Wissensstand bei Fertigstellung des Werkes entsprechen. Rezepte werden gekocht und ausprobiert. Übungen und Übungsreihen haben sich in der Praxis erfolgreich bewährt. Eine Garantie kann jedoch nicht übernommen werden. Eine Haftung der Autor*innen, des Verlags oder seiner Beauftragten für Personen-, Sach- oder Vermögensschäden ist ausgeschlossen. Errata unter thieme.com/errata

Marken und Markenrechte: Marken, geschäftliche Bezeichnungen oder Handelsnamen werden nicht in jedem Fall besonders kenntlich gemacht. Aus dem Fehlen eines solchen Hinweises kann nicht geschlossen werden, dass es sich um einen freien Handelsnamen handelt.

Tarnnamen: Wo datenschutzrechtlich erforderlich, wurden die Namen und weitere Daten von Personen redaktionell verändert (Tarnnamen). Dies ist grundsätzlich der Fall bei Patient*innen, ihren Angehörigen und Freund*innen, z. T. auch bei weiteren Personen, die z. B. in die Behandlung von Patient*innen eingebunden sind.

Sprachgebrauch: Thieme Publikationen streben nach einer fachlich korrekten und unmissverständlichen Sprache. Dabei lehnt Thieme jeden Sprachgebrauch ab, der Menschen beleidigt oder diskriminiert, beispielsweise aufgrund einer Herkunft, Behinderung oder eines Geschlechts. Thieme wendet sich zudem gleichermaßen an Menschen jeder Geschlechtsidentität. Die Thieme Rechtschreibkonvention nennt Autor*innen mittlerweile konkrete Beispiele, wie sie alle Lesenden gleichberechtigt ansprechen können. Die Ansprache aller Menschen ist ausdrücklich auch dort intendiert, wo im Text (etwa aus Gründen der Leseleichtigkeit, des Text-Umfangs oder des situativen Stil-Empfindens) z. B. nur ein generisches Maskulinum verwendet wird.

TRIAS, einer der führenden Ratgeberverlage im Bereich Gesundheit, gehört zur Thieme Gruppe, marktführender Anbieter medizinischer Fachinformationen und Services. Anspruch der Thieme Gruppe ist es, den im Gesundheitswesen tätigen Berufsgruppen sowie allen an Gesundheit Interessierten genau die Informationen und Angebote bereitzustellen, die sie in einer bestimmten Arbeitssituation oder Lebensphase benötigen. Durch die hohe Qualität und zielgruppenspezifische Relevanz der angebotenen Leistungen bereitet Thieme den Weg für eine bessere Medizin und mehr Gesundheit im Leben.

Thieme